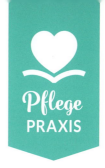

Margarete Stöcker

Pflege bei psychiatrischen Krankheitsbildern

So gelingt die SIS® schnell und kompakt

Mit vielen Praxisbeispielen für die perfekte Umsetzung

schlütersche

Margarete Stöcker ist Krankenschwester und Fachkrankenschwester für Psychiatrie, Dipl. Pflegewirtin und Master of Arts im Gesundheitswesen, Master of Science Gesundheitspsychologie, Heilpraktikerin für Psychotherapie, Mimikresonanz®-Trainerin und Coach sowie Inhaberin des Bildungsinstitutes Fortbildungvorort für Inhouse-Schulungen für Gesundheitsberufe (https://fortbildungvorort.de/).

»Gerade bei Menschen mit psychiatrischen Krankheits‑ bildern steht ein ›Verhandeln statt Behandeln‹ im Vordergrund: die tragfähige Beziehung. Empathie und Wertschätzung sind in dieser Begegnung entscheidend.«

MARGARETE STÖCKER

pflegebrief
– die schnelle Information zwischendurch
Anmeldung zum Newsletter unter www.pflegen-online.de

Bibliografische Information der Deutschen Nationalbibliothek
Die Deutsche Nationalbibliothek verzeichnet diese Publikation in der Deutschen Nationalbibliografie; detaillierte bibliografische Daten sind im Internet über http://dnb.de abrufbar.

ISBN 978-3-8426-0890-0 (Print)
ISBN 978-3-8426-9172-8 (PDF)
ISBN 978-3-8426-9173-5 (EPUB)

Originalauflage

© 2022 Schlütersche Fachmedien GmbH, Hans-Böckler-Allee 7, 30173 Hannover
www.schluetersche.de

Aus Gründen der besseren Lesbarkeit wurde in diesem Buch die männliche Form gewählt, nichtsdestoweniger beziehen sich Personenbezeichnungen gleichermaßen auf Angehörige des männlichen und weiblichen Geschlechts sowie auf Menschen, die sich keinem Geschlecht zugehörig fühlen.

Autorin und Verlag haben dieses Buch sorgfältig erstellt und geprüft. Für eventuelle Fehler kann dennoch keine Gewähr übernommen werden. Weder Autorin noch Verlag können für eventuelle Nachteile oder Schäden, die aus in diesem Buch vorgestellten Erfahrungen, Meinungen, Studien, Therapien, Medikamenten, Methoden und praktischen Hinweisen resultieren, eine Haftung übernehmen. Insgesamt bieten alle vorgestellten Inhalte und Anregungen keinen Ersatz für eine medizinische Beratung, Betreuung und Behandlung.

Etwaige geschützte Warennamen (Warenzeichen) werden nicht besonders kenntlich gemacht. Daraus kann nicht geschlossen werden, dass es sich um freie Warennamen handelt.
Alle Rechte vorbehalten. Das Werk ist urheberrechtlich geschützt. Jede Verwertung außerhalb der gesetzlich geregelten Fälle muss vom Verlag schriftlich genehmigt werden.

Lektorat: Claudia Flöer, Text & Konzept Flöer
Covermotiv: melita – stock.adobe.com
Covergestaltung und Reihenlayout: Lichten, Hamburg
Satz: Sandra Knauer Satz · Layout · Service, Garbsen
Druck und Bindung: Salzland Druck GmbH & Co. KG, Staßfurt

Inhalt

| 1 | Einleitung | 10 |

2	Die Dokumentation	13
2.1	Die fördernde Prozesspflege nach Krohwinkel	15
2.2	Das Strukturmodell	19

| 3 | Die Feststellung der Pflegebedürftigkeit | 23 |

| 4 | Das indikatorengestützte Qualitätsmanagement | 32 |

5	Die Klassifikationssysteme	39
5.1	ICD-10	40
5.2	ICD-11	45

| 6 | Psychiatrie im Wandel der Zeit | 55 |

7	Psychosen aus dem schizophrenen Formenkreis	57
7.1	Das SIS®-Gespräch mit Frau Isolde S.	57
7.2	Definition	61
	7.2.1 Häufigkeit und Verlauf	62
7.3	Ätiologie – Pathogenese	63
7.4	Symptome	66
	7.4.1 Positiv-Symptome	66
	7.4.2 Negativ-Symptome	70
7.5	Pflege und Beschäftigung	72
7.6	SIS® für Frau Isolde S.	79
7.7	Maßnahmenplan für Frau Isolde S.	83

8	Depressive und manische Störungen	85
8.1	SIS®-Gespräch mit Herrn Uwe D.	86
8.2	Depressive Phase	89
	8.2.1 Definition	89
	8.2.2 Häufigkeit und Verlauf	89

8.2.3	Ätiologie – Pathogenese	90
8.2.4	Symptome	92
8.3	**Manische Phase**	**95**
8.3.1	Definition	95
8.3.2	Häufigkeit und Verlauf	95
8.3.3	Ätiologie – Pathogenese	95
8.3.4	Symptome	95
8.4	**Pflege und Beschäftigung**	**97**
8.5	**SIS® für Herrn Uwe D.**	**104**
8.6	**Maßnahmenplan für Herrn Uwe D.**	**107**

9 Angststörungen — 109

9.1	**SIS®-Gespräch mit Frau Elisabeth A.**	**109**
9.2	**Definition**	**113**
9.2.1	Häufigkeit und Verlauf	113
9.3	**Ätiologie – Pathogenese**	**113**
9.4	**Symptome**	**115**
9.4.1	Symptome der einzelnen Formen	116
9.5	**Kurz erklärt: Parkinson-Erkrankung**	**117**
9.5.1	Symptome	118
9.6	**Pflege und Beschäftigung**	**118**
9.6.1	Der Teufelskreis der Angst	121
9.7	**SIS® für Frau Elisabeth A.**	**122**
9.8	**Maßnahmenplan für Frau Elisabeth A.**	**125**

10 Essstörungen — 127

10.1	**SIS®-Gespräch mit Frau Simone E.**	**128**
10.2	**Definition**	**132**
10.2.1	Häufigkeit und Verlauf	132
10.3	**Anorexia nervosa**	**132**
10.3.1	Symptome	133
10.4	**Bulimia nervosa**	**133**
10.4.1	Symptome	134

10.5	Kurz erklärt: Multiple Sklerose	134
	10.5.1 Häufigkeit und Verlauf	134
	10.5.2 Symptome	135
10.6	Pflege und Beschäftigung	135
	10.6.1 Pflege und Beschäftigung bei Multipler Sklerose	136
10.7	SIS® für Frau Simone E.	139
10.8	Maßnahmenplan für Frau Simone E.	142

11 Abhängigkeitserkrankungen — 144

11.1	SIS®-Gespräch mit Herrn Kai K.	146
11.2	Definition	148
	11.2.1 Häufigkeit und Verlauf	148
11.3	Ätiologie – Pathogenese	148
11.4	Alkoholabhängigkeit	149
	11.4.1 Symptome	151
	11.4.2 Alkoholentzugssyndrom – Delir	152
	11.4.3 Wernicke Enzephalopathie	153
	11.4.4 Korsakow-Syndrom	154
	11.4.5 Alkoholhalluzinose	154
	11.4.6 Alkoholischer Eifersuchtswahn	154
11.5	Drogenabhängigkeit	155
11.6	Symptome	157
11.7	Pflege und Beschäftigung	157
11.8	SIS® für Herrn Kai K.	161
11.9	Maßnahmenplan für Herrn Kai K.	164

12 Persönlichkeitsstörungen — 166

12.1	SIS®-Gespräch mit Frau Kerstin B.	167
12.2	Definition	169
	12.2.1 Häufigkeit und Verlauf	169
12.3	Ätiologie – Pathogenese	169
12.4	Symptome	171
12.5	Pflege und Beschäftigung	173
12.6	SIS® für Frau Kerstin B.	176
12.7	Maßnahmenplan für Frau Kerstin B.	179

13 Somatoforme Störungen … 182

- 13.1 SIS®-Gespräch mit Frau Doris W. … 182
- 13.2 Definition … 184
  - 13.2.1 Häufigkeit und Verlauf … 184
- 13.3 Ätiologie – Pathogenese … 184
- 13.4 Symptome … 184
- 13.5 Pflege und Beschäftigung … 186
- 13.6 SIS® für Frau Doris W. … 187
- 13.7 Maßnahmenplan für Frau Doris W. … 190

14 Belastungsstörungen … 192

- 14.1 SIS®-Gespräch mit Herrn Willi Sch. … 192
- 14.2 Definition … 194
  - 14.2.1 Häufigkeit und Verlauf … 194
- 14.3 Ätiologie – Pathogenese … 195
- 14.4 Formen und Symptome … 195
- 14.5 Pflege und Beschäftigung … 197
- 14.6 SIS® für Herrn Willi Sch. … 198
- 14.7 Maßnahmenplan für Herrn Willi Sch. … 201

15 Intelligenzminderungen … 203

- 15.1 SIS®-Gespräch mit Frau Gudrun F. … 203
- 15.2 Definition … 204
  - 15.2.1 Häufigkeit und Verlauf … 205
- 15.3 Ätiologie – Pathogenese … 205
- 15.4 Symptome … 205
- 15.5 Pflege und Beschäftigung … 206
- 15.6 SIS® für Frau Gudrun F. … 207
- 15.7 Maßnahmenplan für Frau Gudrun F. … 209

16 Demenz … 211

- 16.1 SIS®-Gespräch mit Herrn Walter L. … 212
- 16.2 SIS®-Gespräch mit Frau Renate V. … 213
- 16.3 Definition … 214
  - 16.3.1 Häufigkeit und Verlauf … 214

16.4	Ätiologie und Pathogenese	215
16.5	Formen der Demenz	216
	16.5.1 Die Alzheimer-Demenz	216
	16.5.2 Die vaskuläre Demenz	216
	16.5.3 Die Lewy-Körper-Demenz	217
	16.5.4 Die frontotemporale Demenz	217
16.6	Symptome	217
16.7	Pflege und Beschäftigung	220
	16.7.1 Der Mini-Mental-Status-Test (MMST)	221
	16.7.2 Mimikresonanz® für Menschen mit Demenz	223
16.8	Maßnahmenplan für Frau Renate V.	225
16.9	SIS® für Herrn Walter L.	226
16.10	Maßnahmenplan für Herrn Walter L.	229
16.11	SIS® für Frau Renate V.	231

17 Medikamente — 234

17.1	Antipsychotika (Neuroleptika)	235
17.2	Antidepressiva	237
17.3	Hypnotika/Tranquilizer	238
17.4	Antidementiva	239
17.5	Phasenpräparate	240
17.6	Medikamentengabe – auch eine ethische Frage	240
17.7	Arzneimittelformen	241
17.8	Medikamentenversorgung per PEG	242

18 Herausforderndes Verhalten — 243

19 Praxistipps für Ihren Alltag — 250

19.1	Den Schlaf fördern	250
19.2	Die Sexualität ermöglichen	251

20 Schlusswort — 254

Literatur — 257

Register — 259

1 Einleitung

Die Zeit der »klassischen« Altenpflege ist vorbei. Sie, als Pflegende und Betreuende in der stationären Langzeitpflege, haben es schon lange nicht mehr mit den »typischen« alten pflegebedürftigen Menschen zu tun. Dies trifft aber ebenso auch für die akute Pflege im Krankenhaus zu wie für die ambulante Pflege. Zu den ohnehin stetig steigenden veränderten Herausforderungen kommen die Veränderungen der zu pflegenden und zu betreuenden Personen. Dazu gehören zunehmend jüngere pflegebedürftige Menschen, Betroffene mit Migrationshintergrund, Menschen, die zum Sterben in die Einrichtung kommen und – stark zunehmend – Menschen mit psychiatrischen Krankheitsbildern.

Diese Veränderungen haben dazu geführt, dass Sie dieses Buch in Ihren Händen halten. Danke dafür. Denn Sie benötigen »Handwerkzeug«. Dieses Buch möchte Sie darin unterstützen, Ihren »Handwerkskoffer« weiter aufzufüllen oder zu sortieren, also Wissen in kompakter Form parat halten.

Info
Es gibt mehr psychiatrische Krankheitsbilder als in diesem Buch vorgestellt werden. Die Entscheidung, für die in diesem Buch vorgestellten Erkrankungen basiert darauf, dass Menschen mit diesen Erkrankungen zunehmend in der stationären Langzeitpflege einziehen oder Klienten in der ambulanten Versorgung werden.

> Jedoch finden Sie nicht ausschließlich psychiatrische Krankheitsbilder, sondern ebenso »Ausflüge« in neurologische Erkrankungen sowie Ergänzungen zu angrenzenden Feldern der Pflege und Betreuung. Diese Exkurse runden das Bild ab und unterstützen das Verständnis zu den beispielhaften SIS® und Maßnahmen.

Bevor ich jedoch die typischen psychiatrischen Krankheitsbilder beschreibe, beginne ich mit einem sehr wichtigen Kapitel: der Dokumentation! Bitte legen Sie das Buch jetzt nicht wieder weg. Das Führen einer fachlichen Dokumentation ist eine entscheidende Säule Ihrer beruflichen Fachlichkeit. Sie dient dazu, ein einheitliches Handeln im Sinne für und mit den zu versorgenden Personen zu erreichen und sie somit zu unterstützen. Gerade bei Menschen mit psychiatrischen Krankheitsbildern steht ein »Verhandeln statt Behandeln« im Vordergrund: die sogenannte tragfähige Beziehung. Empathie und Wertschätzung sind in dieser Begegnung für alle Beteiligten entscheidend.

Die vorgestellten Krankheitsbilder richten sich nach der International Statistical Classification of Diseases and Related Health Problems, kurz ICD-10, mit kurzen Hinweisen zur demnächst erscheinenden 11. Version. Es ist noch nicht viel veröffentlicht, aber Sie haben schon einmal die neuen Kategorien. Ich beschreibe die zunehmend anzutreffenden häufigsten Krankheitsbilder im psychiatrischen Bereich. Ergänzend werden, den Fallbeispielen geschuldet, weitere Krankheitsbilder im neurologischen Bereich beschrieben.

> Jedes Kapitel beginnt mit einer Falldarstellung. Die Praxisfälle entsprechen dem täglichen Pflege- und Betreuungsalltag, sind aber trotzdem fiktiv.

Dem Praxisbericht folgt die Vorstellung des Krankheitsbildes. Anschließend finden Sie eine ausgefüllte SIS® sowie einen Maßnahmenplan. Die Themenfelder sind in sich didaktisch geteilt:
- Originalton **Pflegebedürftige (PB)**,
- Ihre **pflegefachliche Einschätzung (PFE)** und
- Ihr **Verständigungsprozess (VP)**.

Diese Einteilung ist nicht immer vorhanden bzw. möglich. Fehlen Angaben des Pflegebedürftigen oder Betreuers, haben Sie keine Aussagen dazu. Auch ein Verständigungsprozess ist nicht immer möglich. Bewusst wurde in den beispielhaften Darstellungen der SIS® auf die Matrix verzichtet. Selbstverständlich ist sie Bestandteil der SIS®. Immer wieder werden Sie Hinweise lesen, dass der wirkliche Profi der erkrankte Mensch ist. Denn er kennt seine Erkrankung aus seinem eigenen Erleben. Des Weiteren liegt die Betonung auf einem gemeinsamen Handeln.

Info

Bewohner (stationäre Langzeitpflege), Klienten (ambulante Pflege), Gäste (Tagespflege) und Patienten (Krankenhaus) werden gemäß der Qualitätsprüfungs-Richtlinien (QPR) als »versorgte Person«* bezeichnet. In diesem Buch sind alle zu versorgende Personen gemeint, auch wenn Sie vermehrt den Begriff »Bewohner« lesen.

* Vgl. Wipp M, Stöcker M (2021): Das pflegerische Fachgespräch. Schlütersche, Hannover

Ich wünsche Ihnen viel Freude beim Lesen und bedanke mich bei Ihnen, dass Sie sich für dieses Buch entschieden haben.

Mein Dank gehört Claudia Flöer und den Mitarbeitern der Schlüterschen Fachmedien GmbH, die im Hintergrund wirken. Dazu gehört auch Christiane Neubauer mit ihren kreativen Marketingideen. Aber auch mein Mann und mein Sohn bekommen ein Dankeschön für ihre Unterstützung.

Schwerte, im August 2022   Margarete Stöcker

2 Die Dokumentation

Es gibt viele Pflegetheorien und viele Dokumentationssysteme. Eine inhaltliche Gemeinsamkeit finden Sie in ihrer Wertschätzung für den pflegebedürftigen Menschen. Der Mensch steht mit seinen Bedürfnissen und seiner Individualität im Mittelpunkt. Im Buch »Pflegetheoretikerinnen und ihr Werk«[1] werden 26 Theoretikerinnen und ihre Ideen dazu vorgestellt.

Aktuell stehen die »Fördernde Prozesspflege« und das »Strukturmodell« im Vordergrund. Beide Dokumentationssysteme zeigen als Basis einen Regelkreislauf. Grundsätzlich ist es wichtig zu schauen, welche Informationen vorliegen, welche Probleme, Fähigkeiten, Ressourcen die zu pflegende Person hat. Sie werden daraus fachliche Hinweise ableiten, welche Unterstützung die zu pflegende und zu betreuende Person benötigt bzw. welche Risiken sie hat. Außerdem werden Sie die davon abgeleiteten Maßnahmen durchführen, auf ihre Wirksamkeit prüfen und ggf. anpassen.

Ihre Einrichtung kann noch so schön sein, wo wäre der Bewohner in der Regel am liebsten? Richtig: zu Hause und er soll in Ihrer Einrichtung nun ein neues Zuhause finden. Also braucht er Menschen, die ihn verstehen, die fragen: »*Wie geht es Ihnen damit, dass Sie jetzt bei uns sind?*« – »*Was können wir für sie tun?*«

Wenn ein Haus gebaut wird, muss die Statik stimmen. Alles weitere, die Farbe der Gardinen, des Teppichs oder der Fliesen ist Geschmackssache. Sie können die teuersten Gardinen, Teppiche oder Fliesen aussuchen, wenn

---

[1] Marriner-Tomey A (1992): Pflegetheoretikerinnen und ihr Werk. Recom, Basel

die Statik nicht stimmt, nützt das nichts und Ihr Haus hält keinem Wind stand! Oder, noch etwas anders ausgedrückt: Wenn ein Mensch schreiben kann, kann er schreiben. Egal, ob mit einem Bleistift für 50 Cent oder einem Montblanc® Füllfederhalter für 500 €.

Ein Instrument ist so gut wie der Mensch, der es spielt.*

* Stöcker M (2019): Ein Instrument ist so gut wie der Mensch, der es spielt. Das gilt auch für die SIS®. QM-Praxis in der Pflege, S. 22–25

Diese Metaphern zeigen, wie wichtig Ihre fachliche Basis und Ihr Verstehen des Grundverständnisses der Dokumentation bzw. des Pflegeprozesses sind. Darauf baut sich die Dokumentation für den pflegebedürftigen Menschen auf. Sie führen diese Dokumentation und sind prozessverantwortlich und niemand anderes. Denn der zu pflegende Mensch benötigt Ihre fachliche Kompetenz. Sollten Fachgremien anderer Meinung sein als Sie, können Sie Ihre Ansicht gut darstellen und in Abstimmung mit den individuellen Wünschen und Bedürfnissen Ihres Bewohners diskutieren und darlegen. Fachliche und kommunikative Kompetenz sind Ihre Grundlagen für gelingende Gespräche[2].

---

[2] Vgl. Wipp & Stöcker 2021

2.1 Die fördernde Prozesspflege nach Krohwinkel

Die fördernde Prozesspflege bietet Pflegenden die Möglichkeit, Pflegebedürftige in ihren unterschiedlichen Lebenslagen fachlich zu begleiten. Die Grundlage des fachlichen Handels bildet das Erkennen der Fähigkeiten und Ressourcen der zu pflegenden Personen.*

<small>* Vgl. Krohwinkel M (2013): Fördernde Prozesspflege mit integrierten ABEDLs. Hans Huber, Bern</small>

- Ein Wunsch, ein Bedarf, ist ein Bedürfnis. Das, was ein Mensch sich wünscht.
- Ein Problem hat ein Mensch, wenn er seine Wünsche nicht erfüllen kann.
- Eine Fähigkeit ist das, was ein Mensch kann.
- Eine Ressource benötigt ein Mensch, um seine Fähigkeiten zu erhalten, zu erlangen oder wiederzuerlangen. Das heißt, ein Hilfsmittel kann für einen pflegebedürftigen Mensch zu einer Ressource werden. Und auch **Sie** sind eine Ressource!

Das übergeordnete Ziel dabei ist eine höchstmögliche Selbstständigkeit und Wohlbefinden.

Beispiel Vom Durst

Sie haben Durst und möchten eine Tasse Tee oder Kaffee trinken. Sie gehen in Ihre Küche und kochen sich eine Tasse. Nun steht vor Ihnen Ihr Lieblingsgetränk.
Sie haben alle Fähigkeiten zu trinken. Sie können Ihre Arme bewegen und somit die Tasse zum Mund führen. Sie können schlucken, verdauen, ausscheiden. Sie können kommunizieren und notfalls nach einem Getränk fragen. Sie sind kognitiv »fit« und wissen, dass Ihr Getränk nicht vergiftet ist.

Kurzum: Wenn Sie den Wunsch haben zu trinken, haben Sie **kein Problem** und brauchen **keine Hilfe**. Sie haben **alle Fähigkeiten** und die nötige **Ressource** (Tasse, Wasser, Tee/Kaffee).
Nun stellen Sie sich vor, Sie haben den Wunsch, etwas zu trinken. Ihre Tasse Tee/Kaffee steht vor Ihnen. Sie können jedoch Ihre Arme nicht bewegen. Was brauchen Sie jetzt, bezogen auf das übergeordnete Ziel, so **unabhängig** wie möglich zu sein? Als erste Variante nicht das sofortige Anreichen, oder? Sie benötigen zunächst eine hohe Tasse (Pott) und einen Strohhalm. So können Sie unabhängig von anderen trinken.
Möchten Sie trinken, haben aber Schluckstörungen, benötigen Sie Logopädie und/oder eine angedickte Flüssigkeit.
Möchten Sie trinken, haben jedoch abdominale Beschwerden, benötigen Sie einen Arzt.
Möchten Sie trinken, haben jedoch einen Vergiftungswahn, benötigen Sie jemanden, der mit Ihnen gemeinsam Tee/Kaffee kocht und/oder auch etwas trinkt.

Fazit: Je nach vorhandenen **Fähigkeiten/Ressourcen** werden andere Maßnahmen erforderlich. Wenn Sie alle Fähigkeiten haben, aber in der tiefsten Wüste Durst auf Tee/Kaffee haben, nützt Ihnen das alles nichts. Es fehlt die **Ressource**!
Eine Person, die die Fähigkeit verliert, sicher zu gehen, bekommt einen Rollator. So wird ein »einfaches« Hilfsmittel zur Ressource.

Welche wichtige Ressource braucht jeder Bewohner?
Sie! Wenn Sie die Bewohner nicht pflegen, betreuen und beschäftigen – was wäre dann? **SIE sind eine Ressource!**

Die Fördernde Prozesspflege bzw. das Rahmenmodell setzt sich aus sich ergänzenden Elementen zusammen:
- Managementmodell
- Qualitätsentwicklungsmodell
- Pflegeprozessmodell
- ABEDL®-Strukturmodell

Die fördernde Prozesspflege nach Krohwinkel

Die nachfolgende Abbildung (▶ Abb. 1) zeigt die zentralen Konzepte und deren Verbindungen.

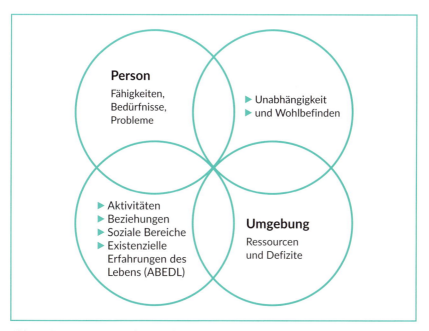

Abb. 1: Das ABEDL®-Strukturmodell.   © Krohwinkel 1984, 1988, 1998, 2004, 2013

Die Kernaussage des Konzeptes stellt den Menschen mit seinen Fähigkeiten, Bedürfnissen und Problemen in den Mittelpunkt. Die Person ist individuell und wertschätzend mit ihren Wünschen zu respektieren. Der Mensch und somit die zu versorgende Person ist geleitet von seiner Biografie und seinen Möglichkeiten in den Aktivitäten, Beziehungen, Sozialen Bereichen und existenziellen Erfahrungen des Lebens (ABEDL®)[3]:

---

[3] Vgl. Krohwinkel 2013

Aktivitäten des Lebens:
1. Kommunizieren zu können
2. Sich bewegen zu können
3. Vitale Funktionen aufrechterhalten zu können
4. Sich pflegen zu können
5. Sich kleiden zu können
6. Ausscheiden zu können
7. Essen und Trinken zu können
8. Ruhen, Schlafen und sich entspannen zu können
9. Sich beschäftigen, lernen und sich entwickeln zu können
10. Die eigene Sexualität leben zu können
11. Für eine sichere und fördernde Umgebung sorgen zu können

Soziale Beziehungen:
1. Im Kontakt sein und bleiben zu können mit sich und mit Anderen
2. Beziehungen erhalten, erlangen und wieder erlangen zu können

Existenzielle Erfahrungen:
1. Fördernde Erfahrungen machen zu können
2. Mit belastenden und gefährdenden Erfahrungen umgehen zu können
3. Erfahrungen, welche die Existenz fördern oder gefährden, unterscheiden zu können
4. Lebensgeschichtliche Erfahrungen einbeziehen zu können
5. Sinn finden zu können

Soziale Bereiche sichern und gestalten:
So treffen Menschen in der zu pflegenden und zu betreuenden Situation aufeinander. Der pflegebedürftige Mensch und der professionell Tätige. Jede Person bringt ihre »Geschichten«, ihre Biografie, mit in die individuelle Beziehung. Sie, als pflegende Person, erkennen und besprechen die vorhandenen Fähigkeiten, Probleme und Bedürfnisse in den AEDLs/ABEDL®s.

Das primäre pflegerische Ziel ist es, die Fähigkeiten des Pflegebedürftigen zu erhalten, zu erlangen bzw. wiederzuerlangen. Um dieses übergeordnete Ziel zu erreichen, ist es wichtig, mit der pflegebedürftigen Person zu kommunizieren. In der Folge sind Handlungen im Sinne des Bewohners durchzuführen. Das heißt, Sie als Pflegende unterstützen, leiten an, informieren, beraten und begleiten Ihre Bewohner.

2.2 Das Strukturmodell

»Das Strukturmodell ist ein ideales – und das bisher einzige – Konzept, verbunden mit der entsprechenden Dokumentationsstruktur, um die Vorbehaltsaufgaben nach dem Pflegeberufegesetz in die Praxis umsetzen zu können.
   Es bildet sowohl den Rahmen für professionsethisches Pflegehandeln im Sinne einer beziehungs- und personzentrierten Pflege, wie auch für die Kompetenzentwicklung zu den Vorbehaltsaufgaben in der theoretischen wie praktischen Pflegeausbildung.«*

* https://www.ein-step.de/

Im Jahr 2013 wurde von EinSTEP der Grundstein für das Strukturmodell gesetzt. EinSTEP steht für **Ein**führung des **St**rukturmodells zur **E**ntbürokratisierung der **P**flegedokumentation, einem Zusammenschluss von Experten aus der Wissenschaft und der Praxis. Unter https://www.ein-step.de/ finden Sie aktuelle Informationen und viele Dokumentations- und Schulungsmaterialien.

Das Strukturmodell besteht aus vier Elementen:
1. Strukturierte Informationssammlung, kurz SIS®
2. Maßnahmenplan
3. Bericht
4. Evaluation

Diese vier Elemente des Strukturmodells gehören untrennbar zusammen. **SIS**® steht für **S**trukturierte **I**nformations**s**ammlung und ist wesentlich mehr als einfach nur ein Formular. Im ersten Feld der SIS® erfassen Sie das, was Ihr Bewohner auf die Fragen antwortet: *»Was bewegt Sie im Augenblick?«* – *»Was brauchen Sie?«* – *»Was können wir für Sie tun?«* Am Gespräch teilnehmen können ebenfalls gesetzliche Betreuer und/oder Angehörige. Wenn Sie der Meinung sind, dass das Gesagte besser direkt zu einem der folgenden Themenfelder passt, sollten Sie die Aussage direkt in das entsprechende Themenfeld eintragen:

1. Kognitive und kommunikative Fähigkeiten
2. Mobilität und Beweglichkeit
3. Krankheitsbezogene Anforderungen und Belastungen
4. Selbstversorgung
5. Leben in sozialen Beziehungen
6. Wohnen/Häuslichkeit (dieses Feld ändert sich je nach Tätigkeitsfeld: stationäre Pflege, ambulante Pflege, Kurzzeitpflege, Tagespflege)

Anschließend finden Sie die Matrix mit den Risiken:
- Dekubitus
- Sturz
- Inkontinenz
- Schmerz
- Ernährung
- Sonstiges

Die in der Matrix (in den Fallbeispielen nicht enthalten!) nicht aufgeführten Risiken tragen Sie direkt in die Themenfelder ein. Innerhalb der Themenfelder erfassen Sie die Aussagen des Pflegebedürftigen, Ihre pflegefachliche Einschätzung und worauf Sie sich mit Ihren Bewohnern verständigen.[4] Fehlen Ihnen Angaben und ist die pflegebedürftige Person nicht willens oder nicht in der Lage sich zu äußern, schreiben Sie nur Ihre fachliche Einschätzung in das Themenfeld.

---

[4] Vgl. Wipp & Stöcker 2021

Das SIS®-Gespräch ist kein Gespräch zwischen »Tür und Angel«, sondern ein geplantes fachliches Gespräch. Informieren Sie die zu versorgende Person über den Sinn und Zweck des Gesprächs. Sagen Sie dem Bewohner vorher, wie viel Zeit zur Verfügung steht. So können Sie das Gespräch steuern. Das Gespräch mit dem Bewohner erfordert Ihre Fachlichkeit und auch Ihre kommunikative Kompetenz. Sollte ein Gespräch mit dem Bewohner nicht möglich sein, sind Sie auf Ihre fachliche Einschätzung angewiesen, wie bei Frau Renate V (▶ Kap. 16.2).

Die in diesem Buch beispielhaft aufgeführten SIS®-Gespräche enthalten innerhalb der Themenfelder größtenteils drei Bereiche;
1. die Aussage des Pflegebedürftigen (PB)/Betreuers/Angehörigen,
2. Ihre pflegefachliche Einschätzung (PFE) und
3. Ihren Verständigungsprozess (VP).

Es geht also darum, was der Pflegebedürftige (PB) sagt, wie Sie seine Situation einschätzen was zu tun ist, was Sie vorschlagen (PFE) und worauf Sie sich schließlich einigen (VP). Diese Bereiche müssen nicht zwingend getrennt gekennzeichnet sein, sie können im Text ineinander übergehen.

Info
Können Sie mit dem Bewohner keine Verständigung erzielen, weil er sich nicht äußern kann oder will, sind Sie vollständig auf Ihre pflegefachliche Einschätzung angewiesen.

Aus den Themenfeldern entwickeln Sie den **Maßnahmenplan**. Der Maßnahmenplan enthält die ausformulierte **individuelle** Planung. Schreiben Sie die Planung so, dass sie für alle Beteiligten in der Pflege und Betreuung verständlich und nachvollziehbar ist. Überprüfen Sie die Plausibilität des Maßnahmenplans bezogen auf die SIS®. Die Begründung, dass Maßnahmen durchgeführt werden, finden Sie in der SIS® und umgekehrt leiten Sie aus der SIS® ab, welche Maßnahmen stattzufinden haben.

Der Maßnahmenplan wird nicht geschrieben um des Schreibens willen, sondern er ist wie eine Gebrauchsanweisung zu verstehen. Alle Pflegenden und Betreuenden haben sich daran zu halten. Wenn der pflegebedürftige Mensch aus verschiedenen Gründen von der Planung abweicht, ist dies im Bericht zu beschreiben und ggf. sind die Maßnahmen anzupassen.

Alle Abweichungen von der Planung, Beobachtungen und Informationen werden im **Bericht** dokumentiert. Das Berichteblatt ist das Herzstück der Dokumentation und somit eine wichtige Informationssammlung. Im Berichteblatt sind Abweichungen des Maßnahmenplans zu dokumentieren. Bedenken Sie: Wenn der Maßnahmenplan nicht bekannt ist, woher weiß dann der Durchführende, wann er davon abweicht? Aus der Praxis wissen Sie, dass es immer wieder vorkommt, dass die vorhandenen Maßnahmenpläne der Bewohner leider nicht gelesen bzw. bekannt sind. Ergänzend sollen fachliche Beobachtungen, die eine Handlung auslösen und/oder erklären, dokumentiert werden.

Bei der **Evaluation** prüfen Sie die Maßnahmen, überarbeiten die SIS® bzw. passen sie dem Maßnahmenplan an. Die SIS® sollte sechs bis acht Wochen nach der Eingewöhnungsphase, ggf. in Kombination mit dem Integrationsgespräch, überprüft werden. Eine Überprüfung ist auch immer dann vorzunehmen, wenn es zu gravierenden Auswirkungen auf die pflegerische und betreuende Versorgung kommt: wenn sich z. B. Risiken verändern ein Bewohner mit einer bipolaren Störung von einer depressiven in eine manische Phase übergeht, und auch nach Krankenhaus-Aufenthalten.

Sie finden in den folgenden Kapiteln zu den psychiatrischen Krankheitsbildern jeweils eine ausgefüllte SIS® und einen Maßnahmenplan. Dieser dient nicht als Vorlage zur direkten Übernahme, sondern als Anregung. Es fehlen »echte« Menschen, daher sind auch die Formulare fiktiv ausgefüllt.

3 Die Feststellung der Pflegebedürftigkeit

Als pflegebedürftig im Sinne des § 14 SGB XI (Elftes Buch Sozialgesetzbuch, das die Vorschriften für die soziale Pflegeversicherung enthält) gelten Personen, die gesundheitliche Beeinträchtigungen der Selbstständigkeit oder der Fähigkeiten aufweisen und deshalb der Hilfe durch andere bedürfen. Es muss sich um Personen handeln, die körperliche, **kognitive oder psychische Beeinträchtigungen** oder gesundheitlich bedingte Belastungen oder Anforderungen nicht selbstständig kompensieren oder bewältigen können. Die Pflegebedürftigkeit muss auf Dauer, voraussichtlich für mindestens sechs Monate, in der in § 15 SGB XI festgelegten Schwere bestehen[5], wobei folgende Bereiche betroffen sein können:
1. Mobilität
2. **Kognitive und kommunikative Fähigkeiten**
3. **Verhaltensweisen und psychische Problemlagen**
4. Selbstversorgung
5. Bewältigung von und selbstständiger Umgang mit krankheits- oder therapiebedingten Anforderungen und Belastungen
6. Gestaltung des Alltags und sozialer Kontakte

Alle Bereiche spielen eine große Rolle. Für die in diesem Buch beschriebenen Krankheitsbilder stehen die Bereiche zwei und drei im Vordergrund.[6] Zu den jeweiligen Bereichen (im Begutachtungsinstrument »Module« genannt) gehören folgende Inhalte:

---

[5] Vgl. GKV (2021): Richtlinien des GKV-Spitzenverbandes zur Feststellung der Pflegebedürftigkeit. Essen, Berlin, S. 29
[6] Vgl. Hindrichs S (2017): Kognition/Kommunikation und Verhaltensweisen. Vincentz, Hannover

- **Modul 1 – Mobilität:** Positionswechsel im Bett, Halten einer stabilen Sitzposition, Umsetzen, Fortbewegen innerhalb des Wohnbereichs, Überwinden von Treppen zwischen zwei Etagen.
- **Modul 2 – Kognitive und kommunikative Fähigkeiten:** Erkennen von Personen aus dem näheren Umfeld, örtliche Orientierung, zeitliche Orientierung, Erinnern an wesentliche Ereignisse der Beobachtungen, Steuern von mehrschrittigen Alltagshandlungen, Treffen von Entscheidungen im Alltagsleben, Verstehen von Sachverhalten und Informationen, Erkennen von Risiken und Gefahren, Mitteilen von elementaren Bedürfnissen, Verstehen von Aufforderungen, Beteiligen an einem Gespräch.
- **Modul 3 – Verhaltensweisen und psychische Problemlagen:** Motorisch geprägte Verhaltensauffälligkeiten, nächtliche Unruhe, selbstschädigendes und autoaggressives Verhalten, Beschädigen von Gegenständen, physisch aggressives Verhalten gegenüber anderen Personen, verbale Aggression, andere pflegerelevante vokale Auffälligkeiten, Abwehr pflegerischer und anderer unterstützender Maßnahmen, Wahnvorstellungen, Ängste, Antriebslosigkeit bei depressiver Stimmungslage, sozial inadäquate Verhaltensweisen, sonstige pflegerelevante inadäquate Handlungen.

Welche Bereiche betroffen sind bzw. welche Fähigkeiten vorhanden oder verändert sind, müssen Sie der Dokumentation des jeweiligen Bewohners entnehmen können. Führen Sie die Dokumentation »tatsachengerecht«. Wie das geht, zeigt das folgende Beispiel.

> *Beispiel* **Die tatsachengerechte Dokumentation**
>
> Ein Bewohner schreit Sie an: »Lassen Sie mich in Ruhe. Ich haue Ihnen gleich eine in die Fresse!«
> Was dokumentieren Sie und wo? Richtig! Sie dokumentieren im Bericht, und zwar in wörtlicher Rede. Im Rahmen der Begutachtungs-Richtlinien der Pflegegradbestimmung wird beschrieben, dass bei verbalem aggressiven Verhalten, das täglich stattfindet, fünf Punkte anerkannt werden.*
> Selbstverständlich schauen Sie nach den Ursachen und dokumentieren auch diese im Bericht. Die Maßnahmen müssen entsprechend angepasst werden.

Immer wieder wird erzählt, dass nicht Negatives formuliert werden soll. Dies ist jedoch eine fehlerhafte Interpretation. Es geht darum, nichts Wertendes zu dokumentieren (also z. B. nicht »*Der Bewohner ist aggressiv*«).

* MDS (o. J.): Das neue Begutachtungsinstrument der sozialen Pflegeversicherung. Die Selbständigkeit als Maß der Pflegebedürftigkeit. MDS, Essen, S. 8

- **Modul 4 – Selbstversorgung:** Waschen des vorderen Oberkörpers, Körperpflege im Bereich des Kopfes, Waschen des Intimbereichs, Duschen und Baden einschließlich Waschen der Harre, An- und Auskleiden des Oberkörpers, An- und Auskleiden des Unterkörpers, Mundgerechtes Zubereiten der Nahrung und Eingießen von Getränken, Essen, Trinken, Benutzen einer Toilette und Toilettenstuhls, Bewältigung der Folgen einer Harninkontinenz und Umgang mit Dauerkatheter und Urostoma, Bewältigung der Folgen einer Stuhlinkontinenz und Umgang mit Stoma, Ernährung parenteral oder über eine Sonde
- **Modul 5 – Bewältigung von und selbstständiger Umgang mit krankheits- oder therapiebedingten Anforderungen und Belastungen:** Medikation, Injektionen, Versorgung intravenöser Zugänge, Absaugen und Sauerstoffgabe, Einreibungen oder Kälte- und Wärmeanwendungen, Messung und Deutung von Körperzuständen, Körpernahe Hilfsmittel, Verbandswechsel und Wundversorgung, Versorgung mit Stoma, Regelmäßige Einmalkatheterisierung und Nutzung von Abführmethoden, Therapiemaßnahmen in häuslicher Umgebung, Zeit- und technikintensive Maßnahmen in häuslicher Umgebung, Arztbesuche, Besuche anderer medizinischer oder therapeutischer Einrichtungen (bis zu drei Stunden), Zeitlich ausgedehnte Besuche anderer medizinischer oder therapeutischer Einrichtungen (länger als drei Stunden), Einhaltung einer Diät und anderer krankheits- oder therapiebedingter Verhaltensvorschriften
- **Modul 6 – Gestaltung des Alltagslebens und sozialer Kontakte:** Gestaltung des Tagesablaufes und Anpassung an Veränderungen, Ruhen und Schlafen, Sich beschäftigen, Vornehmen von in der Zukunft gerichteten Planungen, Interaktion mit Personen im direkten Kontakt, Kontakt zu Personen außerhalb des direkten Umfelds.

Die erzielten Punkte in den einzelnen Bereichen werden unterschiedlich gewichtet, sodass sich am Schluss anhand einer Punktzahl der Pflegegrad ergibt. Die einzelnen inhaltlichen Aufzählungen der Module sollten Ihnen vertraut sein und bei der Gesprächsführung im Rahmen der SIS® im Hinterkopf »laufen«.

Wichtig

Der Mensch wird spezifisch erfasst. Das SIS®-Gespräch ist keine formale Abarbeitung der Module des BI!

Im Folgenden finden Sie die Kriterien der einzelnen Module und die dazugehörige Punktevergabe zur Bemessung des Pflegegrads. Das komplette Gutachten finden Sie auf der Internetseite des MDS[7].

Tab. 1: Mobilität

	Selbstständig	Pkt.	Überwiegend selbstständig	Pkt.	Überwiegend unselbstständig	Pkt.	Unselbstständig	Pkt.
Positionswechsel im Bett		0		1		2		3
Halten einer stabilen Sitzposition		0		1		2		3
Umsetzen		0		1		2		3
Fortbewegen innerhalb des Wohnbereichs		0		1		2		3
Treppen steigen		0		1		2	X	3

---

[7] https://www.mds-ev.de/fileadmin/dokumente/Publikationen/SPV/Begutachtungsgrundlagen/19-05-20_NBI_Pflegebeduerftigkeit_Fach-Info.pdf

Tab. 2: Kognitive und kommunikative Fähigkeiten

	Vorhanden/ Unbeeinträchtigt	Pkt.	Größenteils vorhanden	Pkt.	In geringem Maß vorhanden	Pkt.	Nicht vorhanden	Pkt.
Erkennen von Personen aus dem näheren Umfeld		0		1		2		3
Örtliche Orientierung		0		1		2		3
Zeitliche Orientierung		0		1		2		3
Erinnern an wesentliche Ereignisse oder Beobachtungen		0		1		2		3
Steuern von mehrschrittigen Alltagshandlungen		0		1		2		3
Treffen von Entscheidungen im Alltagshandlungen		0		1		2		3
Verstehen von Sachverhalten und Informationen		0		1		2		3
Erkennen von Risiken und Gefahren		0		1		2		3
Mitteilen von elementaren Bedürfnissen		0		1		2		3
Verstehen von Aufforderungen		0		1		2		3
Beteiligung an einem Gespräch		0		1		2		3

Die Feststellung der Pflegebedürftigkeit

Tab. 3: Verhaltensweisen und psychische Problemlagen

	Nie oder sehr selten	Pkt.	Selten (ein bis dreimal innerhalb von zwei Wochen)	Pkt.	Häufig (zweimal bis mehrmals wöchentlich, aber nicht täglich)	Pkt.	Täglich	Pkt.
Motorisch geprägte Verhaltensauffälligkeiten		0		1		3		5
Nächtliche Unruhe		0		1		3		5
Selbstschädigendes und autoaggressives Verhalten		0		1		3		5
Beschädigung von Gegenständen		0		1		3		5
Physisch aggressives Verhalten gegenüber anderen Personen		0		1		3		5
Verbale Aggression		0		1		3		5
Andere pflegerelevante vokale Auffälligkeiten		0		1		3		5
Abwehr pflegerischer oder anderer unterstützender Maßnahmen		0		1		3		5
Wahnvorstellungen		0		1		3		5
Ängste		0		1		2		5
Antriebslosigkeit bei depressiver Stimmungslage		0		1		3		5
Sozial inadäquate Verhaltensweisen		0		1		3		5
Sonstige pflegerelevante inadäquate Handlungen		0		1		3		5

Tab. 4: Selbstversorgung

	Selbstständig	Pkt.	Überwiegend selbstständig	Pkt.	Überwiegend unselbstständig	Pkt.	Unselbstständig	Pkt.
Waschen des vorderen Oberkörpers		0		1		2		3
Körperpflege im Bereich des Kopfes		0		1		2		3
Waschen des Intimbereichs		0		1		2		3
Duschen und Baden einschließlich Haarewaschen		0		1		2		3
An- und Auskleiden des Oberkörpers		0		1		2		3
An- und Auskleiden des Unterkörpers		0		1		2		3
Mundgerechtes Zubereiten der Nahrung und Eingießen von Getränken		0		1		2		3
Essen		0		3		6		9
Trinken		0		2		4		6
Benutzen einer Toilette oder eines Toilettenstuhls		0		2		4		6
Bewältigen der Folgen einer Harnkontinenz und Umgang mit Dauerkatheter und Urostoma		0		1		2		3
Bewältigen der Folgen einer Stuhlinkontinenz und Umgang mit Stoma		0		1		2		3
Ernährung parenteral oder über Sonde		0		0		6		3

3

Die Feststellung der Pflegebedürftigkeit

Tab. 5: Bewältigung von und selbstständiger Umgang mit krankheits- oder therapiebedingten Anforderungen und Belastungen

	Entfällt	Selbstständig	Überwiegend selbstständig	Häufigkeit der Hilfe pro Tag	Häufigkeit der Hilfe pro Woche	Häufigkeit der Hilfe pro Monat
Medikation						
Injektion						
Versorgung intravenöser Zugänge (Port)						
Absaugen und Sauerstoffgaben						
Einreibungen sowie Kälte- und Wärmeanwendungen						
Messung und Deutung von Körperzuständen						
Körpernahe Hilfsmittel						
Verbandswechsel und Wundversorgung						
Versorgung mit Stoma						
Regelmäßige Einmalkatheterisierung und Nutzung von Abführmethoden						
Therapiemaßnahmen in häuslicher Umgebung						
Zeit- und technikintensive Maßnahmen in häuslicher Umgebung						
Arztbesuche						
Besuche anderer medizinischer oder therapeutischer Einrichtungen (bis zu 3 Std.)						
Zeitlich ausgedehnte Besuche medizinischer oder therapeutischer Einrichtungen (länger als 3 Std.)						

Tab. 6: Gestaltung des Alltagslebens und soziale Kontakte

	Selbstständig	Pkt.	Überwiegend selbstständig	Pkt.	Überwiegend unselbstständig	Pkt.	Unselbstständig	Pkt.
Gestaltung des Tagesablaufs und Anpassung		0		1		2		3
Ruhen und Schlafen		0		1		2		3
Sich beschäftigen		0		1		2		3
Vornehmen von in die Zukunft gerichteten Planungen		0		1		2		3
Interaktion mit Personen im direkten Kontakt		0		1		2		3
Kontaktpflege zu Personen außerhalb des direkten Umfelds		0		1		2		3

 Übung

Informationen führen zum Pflegegrad

Schauen Sie sich die ausgefüllten Informationssammlungen und die Maßnahmenpläne der Fallbeispiele an und bestimmen Sie danach die Höhe des Pflegegrades.

4 Das indikatorengestützte Qualitätsmanagement

In Ihrer Einrichtung finden regelmäßige Qualitätsprüfungen statt. Die (neuen) Kriterien der Prüfung stellen nun die Ergebnisqualität in den Vordergrund. Das bedeutet, die Selbstständigkeit und die Fähigkeiten des Bewohners in den jeweiligen Modulen werden erfasst. Es wird geprüft, was Sie dazu beitragen konnten, den Gesundheitszustand positiv zu beeinflussen. Zu dokumentieren ist eine bedarfsgerechte Versorgung des Bewohners. Stellen die Prüfer fest, dass Risiken nicht erkannt wurden oder Maßnahmen nicht (fachgerecht) durchgeführt wurden, wird dies als Qualitätsdefizit gewertet. Dazu stehen entsprechende Bewertungskategorien zur Verfügung:

A – keine Auffälligkeiten
B – Auffälligkeiten, die keine Risiken oder negativen Folgen für die versorgte Person erwarten lassen
C – Defizit mit Risiko negativer Folgen für die versorgte Person
D – Defizit mit eingetretenen negativen Folgen für die versorgte Person

Es ist naheliegend, welche Kategorie erreicht werden soll! Im Vordergrund sollten daher Ihre Fachlichkeit und die bedürfnis- und bedarfsgerechte Versorgung des Bewohners stehen. Genau das können Sie über eine gut geführte Dokumentation darstellen: Was möchte der Bewohner – was schätzen Sie fachlich ein – worauf einigen Sie sich. Zu beantworten sind daher Leitfragen[8]. Wenn Sie den Maßnahmenplan geschrieben haben und die SIS® in der Fallbesprechung vorgestellt wurde, können Sie während der Prüfung auch die Leitfragen beantworten.

---

[8] Vgl. Wipp & Stöcker 2021

Mobilität
- Entspricht die Unterstützung bei der Mobilität dem individuellen Bedarf der versorgten Person?
- Erhält die versorgte Person, wenn sie es wünscht, Unterstützung für Aufenthalte im Freien?
- Wurden die vorliegenden Mobilitätseinschränkungen bei der Einschätzung gesundheitlicher Risiken berücksichtigt?
- Entspricht die Unterstützung im Bereich der Mobilität den Erfordernissen, die aus der individuellen Risikosituation erwachsen?
- Werden zielgerichtete Maßnahmen zur Erhaltung und Förderung der Mobilität durchgeführt, die auf die noch vorhandenen Fähigkeiten und Bedürfnisse der versorgten Person abgestimmt sind?

Unterstützung bei der Ernährung- und Flüssigkeitsversorgung
- Sind die Ernährungssituation inkl. Flüssigkeitsversorgung der versorgten Person sowie die Selbständigkeit der versorgten Person in diesem Bereich fachgerecht erfasst worden?
- Erfolgte eine ausreichende, bedürfnisgerechte Unterstützung der versorgten Person bei der nahrungs- und Flüssigkeitsaufnahme?
- Werden erforderliche Hilfsmittel zur Unterstützung der Ernährung- und Flüssigkeitsaufnahme fachgerecht eingesetzt?

Unterstützung bei Kontinenzverlust, Kontinenzförderung
- Wurde die Kontinenz der versorgten Person zutreffend erfasst?
- Werden geeignete Maßnahmen zum Kontinenzerhalt, zur Unterstützung bei Kontinenzverlust oder beim Umgang mit künstlichen Ausgängen durchgeführt?
- Werden erforderliche Hilfsmittel fachgerecht eingesetzt?

Unterstützung bei der Körperpflege
- Werden bedarfsgerechte Maßnahmen zur Unterstützung bei der Körperpflege durchgeführt?
- Wurden etwaige Auffälligkeiten des Hautzustandes beurteilt und wurde auf diese Auffälligkeiten fachgerecht reagiert?
- Werden Wünsche der versorgten Person, das Selbstbestimmungsrecht und der Grundsatz der Wahrung der Intimsphäre berücksichtigt?

Medikamentöse Therapie
- Entspricht die Unterstützung bei der Medikamenteneinnahme der ärztlichen An- und bzw. Verordnung?
- Erfolgen die Lagerung und Vorbereitung der Medikamente fachgerecht?
- Erhält die versorgte Person die ihrem Bedarf entsprechende Unterstützung zur Einnahme der Medikamente?
- Entspricht die Kommunikation mit der Ärztin oder dem Arzt den individuellen Erfordernissen?

Schmerzmanagement
- Ist die Schmerzsituation der versorgten Person fachgerecht erfasst worden?
- Erhält die versorgte Person eine fachgerechte Unterstützung zur Schmerzbewältigung?

Wundversorgung
- Wurde die Wundsituation fachgerecht erfasst?
- Erhält die versorgte Person eine fachgerechte Unterstützung bei der Wundversorgung?

Unterstützung bei besonderen medizinisch-pflegerischen Bedarfslagen
- Werden die Maßnahmen entsprechend der ärztlichen An- bzw. Verordnung erbracht?
- Ist im Bedarfsfall eine Kommunikation mit der verordnenden Ärztin oder Arzt erkennbar?
- Werden Qualifikationsanforderungen berücksichtigt?
- Entspricht die Durchführung der Maßnahme dem aktuellen Stand des Wissens und etwaigen besonderen Anforderungen im Einzelfall?

Unterstützung bei der Bewältigung von sonstigen therapiebedingten Anforderungen
- Werden Maßnahmen entsprechend der ärztlichen An- bzw. Verordnung durchgeführt?
- Ist im Bedarfsfall eine Kommunikation mit der verordnenden Ärztin oder Arzt erkennbar?
- Entspricht die Durchführung der Maßnahme dem aktuellen Stand des Wissens und etwaigen besonderen Anforderungen im Einzelfall?

Unterstützung bei der Gestaltung des Alltagslebens und der sozialen Kontakte
- Wurden Beeinträchtigungen des Seh- und Hörvermögens erfasst und in ihren Folgen für den Lebensalltag zutreffend eingeschätzt?
- Werden Maßnahmen ergriffen, um die Beeinträchtigungen des Seh- oder Hörvermögens zu kompensieren?
- Werden geeignete Hilfsmittel zur Kompensation der Beeinträchtigungen des Seh- und Hörvermögens eingesetzt?

Unterstützung bei der Tagesstrukturierung, Beschäftigung und Kommunikation
- Sind die Interessen an Aktivitäten und Gewohnheiten bekannt?
- Wurde mit der versorgten Person oder ihren Bezugspersonen eine individuelle Tagesstrukturierung erarbeitet?
- Orientieren sich pflegerische Versorgung und andere Hilfen an der individuell festgelegten Tagesstrukturierung und den Bedürfnissen der versorgten Person?
- Erhält die versorgte Person Unterstützung dabei, bedürfnisgerechten Beschäftigung im Lebensalltag nachzugehen?

Nächtliche Versorgung
- Liegen eine aussagekräftige Bedarfseinschätzung und ein Maßnahmenplan für die nächtliche Versorgung vor?
- Wird bei bestehenden Ein- und Durchschlafschwierigkeiten eine darauf ausgerichtete Unterstützung geleistet?
- Berücksichtigt der Maßnahmenplan besondere Risikosituationen während der Nacht?

Unterstützung der versorgten Person in der Eingewöhnungsphase nach dem Einzug

- Wurde vor dem Einzug oder kurzfristig (innerhalb von 24 Stunden) nach dem Einzug der versorgten Person eine Einschätzung vorgenommen, ob bzw. in welchen Punkten ein dringender Versorgungsbedarf?
- Bei Langzeitpflege: Leistete die Einrichtung in den ersten Wochen nach dem Einzug zielgerichtete Unterstützung?
- Bei Kurzzeitpflege: Leistete die Einrichtung in den ersten Tagen nach der Aufnahme zielgerichtete Unterstützung?

Überleitung bei Krankenhausaufenthalt

- Wurden dem Krankenhaus Informationen zum Gesundheitszustand, zum pflegerischen Versorgungsbedarf und zu den individuellen Bedürfnissen übermittelt?
- Erfolgte eine Aktualisierung der Bedarfseinschätzung und bei Bedarf eine Anpassung des Maßnahmenplans nach der Rückkehr der versorgten Person?

Unterstützung von versorgten Personen mit herausforderndem Verhalten und psychischen Problemlagen

- Erfolgten eine Erfassung der Verhaltensweisen der versorgten Person und eine darauf aufbauende Einschätzung, ob aus dem Verhalten ein Unterstützungsbedarf erwächst?
- Wurden verhaltenswirksame Faktoren identifiziert und Maßnahmen eingeleitet, um diese Faktoren zu begrenzen oder zu kompensieren?
- Erhält die versorgte Person eine geeignete Unterstützung, um trotz der Verhaltensproblematik Bedürfnisse zu befriedigen und Wohlbefinden zu erleben?

Freiheitsentziehende Maßnahmen

- Wird/wurde die Notwendigkeit der eingesetzten freiheitsentziehenden Maßnahme/n regelmäßig überprüft?
- Erfolgt/e der Einsatz der Maßnahme/n fachgerecht?

Abwehr von Risiken und Gefährdungen
Erfolgen in der Einrichtung eine fachgerechte Risikoerfassung sowie eine fachgerechte Planung und Umsetzung von Maßnahmen zur Reduzierung von Risiken und Vermeidung von Gefährdungen der versorgten Person?

Biografieorientierte Unterstützung
Werden bei der Unterstützung der versorgten Personen biografische Aspekte berücksichtigt und werden – wenn dies angezeigt ist – Möglichkeiten, Bezüge auf bedeutsame Ereignisse oder Erfahrungen im Lebensverlauf herzustellen, genutzt?

Einhaltung von Hygieneanforderungen
Werden in der Einrichtung die grundlegenden Hygieneanforderungen eingehalten?

Einhaltung Hilfsmittelversorgung
- Erfolgt in der Einrichtung eine fachgerechte Unterstützung der versorgten Person im Bereich Hilfsmittelversorgung?
- Schutz von Persönlichkeitsrechten und Unversehrtheit
- Gewährleistet die Einrichtung den Schutz von Persönlichkeitsrechten und die Unversehrtheit der versorgten Person?

Info
Diese Leitfragen sollten Ihnen vertraut sein. Wenn Sie den Maßnahmenplan erstellt haben, überprüfen Sie anhand der Leitfragen die Plausibilität Ihrer Planung. Bitte beachten Sie: Bei psychiatrischen Krankheitsbildern sind nicht immer somatische Erkrankungen vorhanden und einige Maßnahmen haben andere Ausgangslagen.

Die Verbindungen der einzelnen Qualitätsindikatoren zur Dokumentation entnehmen Sie bitte der folgenden Abbildung. Sie zeigt, wie die einzelnen Bereiche zusammengehören und systemisch zu betrachten sind. Alles greift ineinander.

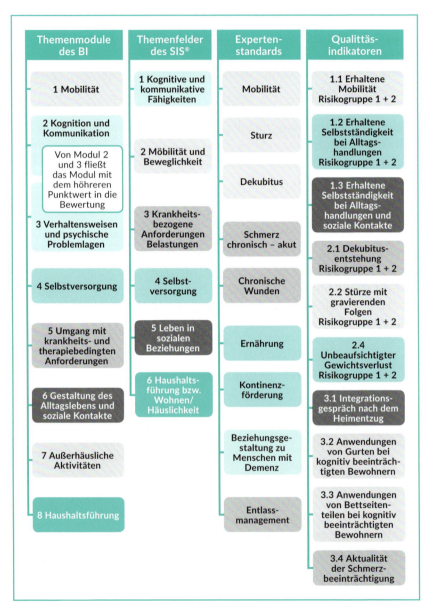

Abb. 2: Die Verbindung der einzelnen Qualitätsindikatoren zur Dokumentation (mit freundlicher Genehmigung von Sabine Hindrichs).

* Vgl. Hindrichs S (2020): Expertenstandards to go. Vincentz, Hannover

5 Die Klassifikationssysteme

Die Grundlage zur medizinischen Diagnostik bildet in Deutschland die ICD. »ICD« steht für **I**nternationale **s**tatistische **K**lassifikation der Krankheiten und verwandter Gesundheitsprobleme (englisch: International Statistical Classification oft Diseases and Related Health Problems), die zurzeit in der 10. Version verfügbar ist (ICD-10). Die ICD-10[9] beschäftigt sich nicht mit den Ursachen einer Erkrankung, sondern beschreibt deren Symptome. Ärzte und Therapeuten treffen eine diagnostische Entscheidung und definieren darüber das Krankheitsbild.

 Übung

Ändert die genaue Kenntnis eines Problems das Problem?
Wenn ein Mensch mit einer Angststörung genau weiß, woher die Angst kommt, ändert sie sich dadurch, verschwindet sie vielleicht? Nein! Aber dieser Mensch kann therapeutisch unterstützt werden. Weil die Ursachen multifaktoriell und nicht (immer) direkt zu beeinflussen sind, werden meist die im Vordergrund stehenden Symptome behandelt.

Die ICD befindet sich in ständiger Bearbeitung, zurzeit wird die 10. Version der ICD überarbeitet, die 11. Version steht dann voraussichtlich im September 2022[10] zur Verfügung. Die Geschichte der ICD ist schon länger als ein Jahrhundert. Es begann mit einer systematischen Klassifikation Todesur-

---
[9] https://www.bfarm.de/DE/Kodiersysteme/Services/Downloads/_node.html
[10] Ebd.

sachen im 18. Jahrhundert. Die erste ICD wurde 1900 von der französischen Regierung herausgegeben. Seit der 6. Version ist die WHO der Herausgeber. 2019 kam die 11. Version heraus, die seit dem 1. Januar 2022 verfügbar ist[11].

1893 – Erste Klassifikation (nur Todesursachen)
1948 – 6. Revision, Erweiterung auf Krankheiten und Verletzungen
1975 – ICD-9
1983 – Beginn der Überarbeitung zur 10. Revision
1993 – Inkrafttreten der ICD-10
2019 – Verabschiedung der ICD-11, mit 5 Jahren Übergangszeit

Info
Zurzeit befindet sich die ICD-11 in Erarbeitung. Hier finden Sie den aktuellen Stand: https://icd.who.int/browse11/l-m/en

Im Folgenden finden Sie die Hauptgruppen der psychiatrischen Krankheitsbilder im Überblick.

5.1 ICD-10

Tab. 7: Die ICD-10

Kapitel	Inhalt
F00–F09	**Organische, einschließlich symptomatischer psychischer Störungen**
F00	Demenz bei Alzheimer-Krankheit
F01	Vaskuläre Demenz
F02	Demenz bei anderenorts klassifizierten Krankheiten
F03	Nicht näher bezeichnete Demenz

---

[11] https://www.who.int/standards/classifications/classification-of-diseases

Kapitel	Inhalt
F04	Organisches amnestisches Syndrom, nicht durch Alkohol oder andere psychotrope Substanzen bedingt
F05	Delir, nicht durch Alkohol oder andere psychotrope Substanzen bedingt
F06	Andere psychische Störungen aufgrund einer Schädigung oder Funktionsstörung des Gehirns oder einer körperlichen Krankheit
F07	Persönlichkeits- und Verhaltensstörungen aufgrund einer Krankheit, Schädigung oder Funktionsstörung des Gehirns
F09	Nicht näher bezeichnete organische oder symptomatische psychische Störung
F10-F19	**Psychische und Verhaltensstörungen durch psychotrope Substanzen**
F10	Psychische und Verhaltensstörungen durch Alkohol
F11	Psychische und Verhaltensstörungen durch Opioide
F12	Psychische und Verhaltensstörungen durch Cannabinoide
F13	Psychische und Verhaltensstörungen durch Sedativa und Hypnotika
F14	Psychische und Verhaltensstörungen durch Kokain
F15	Psychische und Verhaltensstörungen durch andere Stimulanzien, einschließlich Kokain
F16	Psychische und Verhaltensstörungen durch Halluzinogene
F17	Psychische und Verhaltensstörungen durch Tabak
F18	Psychische und Verhaltensstörungen durch flüchtige Lösungsmittel
F19	Psychische und Verhaltensstörungen durch multiplen Substanzgebrauch und Konsum anderer psychotroper Substanzen
F1x:0	Akute Intoxikation
F1x.1	Schädlicher Gebrauch
F1x.2	Abhängigkeitssyndrom
F1x:3	Entzugssyndrom
F1x.4	Entzugssyndrom mit Delir
F1x.5	Psychotische Störung
F1x.6	Amnestisches Syndrom

Die Klassifikationssysteme

Kapitel	Inhalt
F20–F29	**Schizophrenie, schizotype und wahnhafte Störungen**
F20	Schizophrenie
F21	Schizotype Störung
F22	Anhaltende wahnhafte Störung
F23	Akute vorübergehende psychotische Störungen
F24	Induzierte wahnhafte Störung
F25	Schizoaffektive Störungen
F28	Sonstige nichtorganische psychotische Störungen
F29	Nicht näher bezeichnete nichtorganische Psychose
F30–F39	**Affektive Störungen**
F30	Manische Episode
F31	Bipolare affektive Störung
F32	Depressive Episode
F33	Rezidivierende depressive Störung
F34	Anhaltende affektive Störungen
F38	Andere affektive Störungen
F39	Nicht näher bezeichnete affektive Störung
F40–F48	**Neurotische-, Belastungs- und somatoforme Störungen**
F40	Phobische Störungen
F41	Andere Angststörungen
F42	Zwangsstörungen
F43	Reaktionen auf schwere Belastungen und Anpassungsstörungen
F44	Dissoziative Störungen (Konversionsstörungen)
F45	Somatoforme Störungen
F48	Andere neurotische Störungen

Kapitel	Inhalt
F50–F59	**Verhaltensauffälligkeiten in Verbindung mit körperlichen Störungen oder Faktoren**
F50	Essstörungen
F51	Nichtorganische Schlafstörungen
F52	Sexuelle Funktionsstörungen, nicht verursacht durch eine organische Störung oder Krankheit
F53	Psychische und Verhaltensstörungen im Wochenbett, anderenorts nicht klassifiziert
F54	Psychologische Faktoren und Verhaltensfaktoren bei anderenorts klassifizierten Krankheiten
F55	Schädlicher Gebrauch von nichtabhängigkeitserzeugenden Substanzen
F59	Nicht näher bezeichnete Verhaltensauffälligkeiten bei körperlichen Störungen und Faktoren
F60–F69	**Persönlichkeits- und Verhaltensstörungen**
F60	Spezifische Persönlichkeitsstörungen
F61	Kombinierte und andere Persönlichkeitsstörungen
F62	Andauernde Persönlichkeitsänderungen, nicht Folge einer Schädigung oder Krankheit des Gehirns
F63	Abnorme Gewohnheiten und Störungen der Impulskontrolle
F64	Störungen der Geschlechtsidentität
F65	Störungen der Sexualpräferenz
F66	Psychische und Verhaltensprobleme in Verbindung mit der sexuellen Entwicklung und Orientierung
F68	Andere Persönlichkeits- und Verhaltensstörungen
F69	Nicht näher bezeichnete Persönlichkeits- und Verhaltensstörungen
F70–F79	**Intelligenzstörung**
F70	Leichte Intelligenzminderung
F71	Mittelgradige Intelligenzminderung
F72	Schwere Intelligenzminderung

Kapitel	Inhalt
F73	Schwerste Intelligenzminderung
F74	Dissoziative Intelligenz
F78	Andere Intelligenzminderung
F79	Nicht näher bezeichnete Intelligenzminderung
F80–F89	**Entwicklungsstörungen**
F80	Umschriebene Entwicklungsstörungen des Sprechens und der Sprache
F81	Umschriebene Entwicklungsstörungen schulischer Fertigkeiten
F82	Umschriebene Entwicklungsstörung der motorischen Funktionen
F83	Kombinierte umschriebene Entwicklungsstörungen
F84	Tief greifende Entwicklungsstörungen
F88	Andere Entwicklungsstörungen
F89	Nicht näher bezeichnete Entwicklungsstörungen
F90–F98	Verhaltens- und emotionale Störungen mit Beginn in der Kindheit und Jugend
F90	Hyperkinetische Störungen
F91	Störungen des Sozialverhaltens
F92	Kombinierte Störung des Sozialverhaltens und der Emotionen
F93	Emotionale Störungen des Kindesalters
F94	Störungen sozialer Funktionen mit Beginn in der Kindheit und Jugend
F95	Tic-Störungen
F98	Andere Verhaltens- und emotionale Störungen mit Beginn in der Kindheit und Jugend
F99	Nicht näher bezeichnete psychische Störungen

5.2 ICD-11

Tab. 8: Die ICD-11

Kapitel	Inhalte
Block L 1 – 6A0	Neuroentwicklungsstörungen
6A00	Störungen der geistigen Entwicklung
6A01	Entwicklungsstörungen der Sprache
6A02	Autismus-Spektrum-Störung
6A03	Entwicklungsstörung des Lernens
6A04	Entwicklungsstörung der motorischen Koordination
6A05	Aufmerksamkeitsdefizit-Hyperaktivitätsstörung
6A06	Stereotype Bewegungsstörung
6A0Y	Andere spezifische neurologische Entwicklungsstörungen
6A0Z	Neuroentwicklungsstörungen, nicht spezifiziert
Block L 1 – 6A2	Schizophrenie oder andere primäre psychotische Störungen
6A20	Schizophrenie
6A21	Schizoaffektive Störung
6A22	Schizotype Störung
6A23	Akute und vorübergehende psychotische Störung
6A24	Wahnhafte Störung
6A25	Symptomatische Manifestation primärer psychotischer Störungen
6A2Y	Andere spezifische Schizophrenie oder andere primäre psychotische Störungen
6A2Z	Schizophrenie oder andere primäre psychotische Störungen, nicht spezifiziert
Block L 1 – 6A4	Katatonie
6A40	Katatonie im Zusammenhang mit einer anderen psychischen Störung
6A41	Katatonie durch psychoaktive Substanzen, einschließlich Medikamente
6A4Z	Katatonie, nicht spezifiziert

Die Klassifikationssysteme

Kapitel	Inhalte
Block L 1 – 6A6	Stimmungsstörungen
Block L 2 – 6A6	Bipolare oder verwandte Störungen
6A60	Bipolare Typ I-Störung
6A61	Bipolare Typ II-Störung
6A62	Zyklothymische Störung
6A6Y	Andere spezifische bipolare oder verwandte Störungen
6A6Z	Bipolare oder verwandte Störungen, nicht spezifiziert
Block L 2 – 6A7	Depressive Störungen
6A70	Depression mit einer einzelnen Episode
6A71	Rezidivierende depressive Störung
6A72	Dysthymische Störung
6A73	Gemischte depressive Störung und Angststörung
6A7Y	Andere spezifizierte depressive Störungen
6A7Z	Depressive Störungen, nicht spezifiziert
6A80	Symptomatische und Kurspräsentationen für Stimmungsepisoden bei Stimmungsstörungen
6A8Y	Andere spezifizierte Stimmungsstörungen
6A8Z	Stimmungsstörungen, nicht spezifiziert
Block L 1 – 6B0	Angst- und Angststörungen
6B00	Generalisierte Angststörung
6B01	Panikstörung
6B02	Agoraphobie
6B03	Spezifische Phobie
6B04	Soziale Angststörung
6B05	Trennungsangststörung
6B06	Selektiver Mutismus
6B0Y	Andere spezifizierte Angstzustände oder angstbedingte Störungen
6B0Z	Angst- oder Angststörungen, nicht spezifiziert

Kapitel	Inhalte
Block L 1 – 6B2	**Zwangsstörungen oder verwandte Störungen**
6B20	Zwangsstörung
6B21	Körperdysmorphe Störung
6B22	Olfaktorische Referenzstörung
6B23	Hypochondriase
6B24	Hoarding-Störung
6B25	Körperfokussierte repetitive Verhaltensstörungen
6B2Y	Andere spezifizierte Zwangsstörungen oder verwandte Störungen
6B2Z	Zwangsstörungen oder verwandte Störungen, nicht spezifiziert
Block L 1 – 6B4	**Störungen, die spezifisch mit Stress verbunden sind**
6B40	Posttraumatische Belastungsstörung
6B41	Komplexe posttraumatische Belastungsstörung
6B42	Anhaltende Trauerstörung
6B43	Anpassungsstörung
6B44	Reaktive Bindungsstörung
6B45	Enthemmte Störung des sozialen Engagements
6B4Y	Andere spezifizierte Störungen, die speziell mit Stress verbunden sind
6B4Z	Störungen, die spezifisch mit Stress verbunden sind, nicht spezifiziert
Block L 1 – 6B6	**Dissoziative Störungen**
6B60	Dissoziative neurologische Symptomstörung
6B61	Dissoziative Amnesie
6B62	Trance-Störung
6B63	Besitz-trance-Störung
6B64	Dissoziative Identitätsstörung
6B65	Partielle dissoziative Identitätsstörung
6B66	Depersonalisierungs-/Derealisierungsstörung

Die Klassifikationssysteme

Kapitel	Inhalte
6B6Y	Andere spezifizierte dissoziative Störungen
6B6Z	Dissoziative Störungen, nicht spezifiziert
Block L 1 – 6B8	Fütterungs- und Essstörungen
6B80	Anorexia nervosa
6B81	Bulimia nervosa
6B82	Essstörung, nicht näher bezeichnet
6B83	Vermeidung-restriktive Störung der Nahrungsaufnahme
6B84	Pica
6B85	Rumination-Regurgitation-Störung
6B8Y	Andere spezifizierte Fütterungs- oder Essstörungen
6B8Z	Fütterungs- oder Essstörungen, nicht spezifiziert
Block L 1 – 6C0	Eliminationsstörungen
6C00	Enuresis
6C01	Encopresis
6C0Z	Eliminationsstörungen, nicht spezifiziert
Block L 1 – 6C2	Störungen der körperlichen Belastung oder körperlichen Erfahrung
6C20	Körperliche Belastungsstörung
6C21	Dysphorie der Körperintegrität
6C2Y	Andere spezifizierte Störungen der körperlichen Belastung oder der körperlichen Erfahrung
6C2Z	Störungen der körperlichen Belastung oder körperlichen Erfahrung, nicht spezifiziert
Block L1 – 6C4	Störungen aufgrund von Substanzkonsum oder Suchtverhalten
Block L 2-6C4	Störungen durch Substanzgebrauch
6C40	Störungen durch Alkoholkonsum
6C41	Störungen durch Cannabiskonsum
6C42	Störungen durch Verwendung synthetischer Cannabinoide

Kapitel	Inhalte
6C43	Störungen durch Opioidkonsum
6C44	Störungen durch Verwendung von Beruhigungsmitteln, Hypnotika oder Anxiolytika
6C45	Störungen durch Kokainkonsum
6C46	Störungen aufgrund der Verwendung von Stimulanzien wie Amphetaminen, Methamphetaminen oder Methacathion
6C47	Störungen durch Verwendung synthetischer Cathinone
6C48	Störungen durch Koffeinkonsum
6C49	Störungen durch Verwendung von Halluzinogenen
6C4A	Störungen durch Nikotinkonsum
6C4B	Störungen durch Verwendung flüchtiger Inhalationsmittel
6C4C	Störungen aufgrund der Verwendung von MDMA oder verwandten Arzneimitteln, einschließlich mDA
6C4D	Störungen aufgrund der Verwendung dissoziativer Arzneimittel wie Ketamin und Phencyclidin (PCP)
6C4E	Störungen aufgrund der Verwendung anderer spezifizierter psychoaktiver Substanzen, einschließlich Medikamente
6C4F	Störungen aufgrund der Verwendung mehrerer spezifizierter psychoaktiver Substanzen, einschließlich Medikamenten
6C4G	Störungen aufgrund der Verwendung unbekannter oder nicht näher bezeichneter psychoaktiver Substanzen
6C4H	Störungen durch Verwendung nicht psychoaktiver Substanzen
6C4Y	Andere spezifizierte Störungen aufgrund des Substanzgebrauchs
6C4Z	Störungen aufgrund von Substanzgebrauch, nicht spezifiziert
Block L 2 – 6C5	**Störungen aufgrund von Suchtverhalten**
6C50	Gambling Störung
6C51	Gaming Störung
6C5Y	Andere spezifizierte Störungen aufgrund von Suchtverhalten
6C5Z	Störungen aufgrund von Suchtverhalten, nicht spezifiziert

Die Klassifikationssysteme

Kapitel	Inhalte
Block L 1 – 6C7	Impulskontrollstörungen
6C70	Pyromania
6C71	Kleptomanie
6C72	Zwanghafte sexuelle Verhaltensstörung
6C73	Intermittierende Explosionsstörung
6C7Y	Andere spezifizierte Impulskontrollstörungen
6C7Z	Impulskontrollstörungen, nicht spezifiziert
Block L 1 – 6C9	Störendes Verhalten oder dissoziale Störungen
6C90	Oppositionelle trotzige Störung
6C91	Verhaltensdissoziale Störung
6C9Y	Andere spezifizierte störende Verhaltensweisen oder dissoziale Störungen
6C9Z	Störendes Verhalten oder dissoziale Störungen, nicht spezifiziert
Block L 1 – 6D1	Persönlichkeitsstörungen und verwandte Merkmale
6D10	Persönlichkeitsstörung
6D11	Prominente Persönlichkeitsmerkmale oder -muster
Block L 1 – 6D3	Paraphile Störungen
6D30	Exhibitionistische Störung
6D31	Voyeuristische Störung
6D32	Pädophile Störung
6D33	Zwangsstörung des sexuellen Sadismus
6D34	Frotteuristische Störung
6D35	Sonstige paraphile Störung, an der nicht zustimmende Personen beteiligt sind
6D36	Paraphile Störung, die einsames Verhalten oder zustimmende Personen umfasst
6D3Z	Paraphile Störungen, nicht spezifiziert

Kapitel	Inhalte
Block L 1 – 6D5	Faktische Störungen
6D50	Faktische Störung, die dem Selbst auferlegt wird
6D51	Faktische Störung, die einem anderen auferlegt wurde
6D5Z	Faktische Störungen, nicht spezifiziert
Block L 1 – 6D7	Neurokognitive Störungen
6D70	Delirium
6D71	Leichte neurokognitive Störung
6D72	Amnestische Störung
Block L 2 – 6D8	Demenz
6D80	Demenz durch Alzheimer
6D81	Demenz aufgrund einer zerebrovaskulären Erkrankung
6D82	Demenz durch Lewy-Körperkrankheit
6D83	Frontotemporale Demenz
6D84	Demenz durch psychoaktive Substanzen einschließlich Medikamente
6D85	Demenz aufgrund von Krankheiten, die an anderer Stelle klassifiziert sind
6D86	Verhaltensstörungen oder psychische Störungen bei Demenz
6D8Z	Demenz, unbekannte oder nicht näher bezeichnete Ursache
6E0Y	Andere spezifizierte neurokognitive Störungen
6E0Z	Neurokognitive Störungen, nicht spezifiziert
Block L – 6E2	**Psychische oder Verhaltensstörungen im Zusammenhang mit Schwangerschaft, Geburt oder Wochenbett**
6E20	Psychische oder Verhaltensstörungen im Zusammenhang mit Schwangerschaft, Geburt oder Wochenbett
6E21	Psychische oder Verhaltensstörungen im Zusammenhang mit Schwangerschaft, Geburt oder Wochenbett mit psychotischen Symptomen

Die Klassifikationssysteme

Kapitel	Inhalte
6E2Z	Psychische oder Verhaltensstörungen im Zusammenhang mit Schwangerschaft, Geburt oder Wochenbett, nicht näher bezeichnet
6E40	Psychische oder Verhaltensfaktoren, die Störungen oder Krankheiten betreffen, die an anderer Stelle klassifiziert sind
Block L 1 – 6E6	Sekundäre psychische oder Verhaltenssyndrome im Zusammenhang mit Störungen oder Krankheiten, die an anderer Stelle klassifiziert sind
6E60	Sekundäres neurologisches Entwicklungssyndrom
6E61	Sekundäres psychotisches Syndrom
6E62	Sekundäres Stimmungssyndrom
6E63	Sekundäres Angstsyndrom
6E64	Sekundäres Zwangs- oder verwandtes Syndrom
6E65	Sekundäres dissoziatives Syndrom
6E66	Sekundäres Impulskontrollsyndrom
6E67	Sekundäres neurokognitives Syndrom
6E68	Sekundäres Persönlichkeitsveränderung
6E69	Sekundäres Katatonie-Syndrom
6E6Y	Anderes spezifiziertes sekundäres psychisches oder Verhaltenssyndrom
6E6Z	Sekundäres psychisches oder Verhaltenssyndrom, nicht spezifiziert
6E8Y	Andere spezifizierte psychische, Verhaltens- oder neurologische Entwicklungsstörungen
6E8Z	Psychische, Verhaltens- oder neurologische Entwicklungsstörungen, nicht spezifiziert
Block L 1 – 7A0	Kapitel 7 Schlaf-Wach-Störungen Schlaflosigkeitsstörungen
7A00	Chronische Schlaflosigkeit
7A01	Kurzzeitige Schlaflosigkeit
7A0Z	Schlaflosigkeitsstörungen, nicht spezifiziert

Kapitel	Inhalte
Block L 1 – 7A2	**Hypersomnolenzstörungen**
7A20	Narkolepsie
7A21	Idiopathische Hypersomnie
7A22	Kleine-Levin-Syndrom
7A23	Hypersomnie aufgrund einer Erkrankung
7A24	Hypersomnie aufgrund eines Medikaments oder einer Substanz
7A25	Hypersomnie im Zusammenhang mit einer psychischen Störung
7A26	unzureichendes Schlafsyndrom
7A2Y	andere spezifizierte Hypersomnolenzstörungen
7A2Z	Hypersomnolenzstörungen, nicht spezifiziert
Block L 1 – 7A4	**Schlafbedingte Atemstörungen**
7A40	Zentrale Schlafapnoen
7A41	Obstruktive Schlafapnoe
7A42	Schlafbedingte Hypoventilations- oder Hypoxämieerkrankungen
7A4Y	Andere spezifizierte schlafbezogene Atemstörungen
7A4Z	Schlafbedingte Atemstörungen, nicht spezifiziert
Block L 1 – 7A6	**Schlaf-Wach-Störungen im zirkadianen Rhythmus**
7A60	Verzögerung der Schlaf-Wach-Phase
7A61	Fortgeschrittene Schlaf-Wach-Phasenstörung
7A62	Unregelmäßige Schlaf-Wach-Rhythmusstörung
7A63	Nicht-24-Stunden-Schlaf-Wach-Rhythmusstörung
7A64	Schlaf-Wach-Störung im zirkadianen Rhythmus, Schichtarbeitstyp
7A65	Schlaf-Wach-Störung im zirkadianen Rhythmus, Jetlag-Typ
7A6Z	Schlaf-Wach-Störungen im zirkadianen Rhythmus, nicht spezifiziert
Block L 1 – 7A8	**Schlafbedingte Bewegungsstörungen**
7A80	Restless-Legs-Syndrom
7A81	Periodische Bewegungsstörung der Gliedmaßen

Kapitel	Inhalte
7A82	Schlafbedingte Beinkrämpfe
7A83	Schlafbedingter Bruxismus
7A84	Schlafbedingte rhythmische Bewegungsstörung
7A85	Gutartiger Schlafmyoklonus im Kindesalter
7A86	Propriospinaler Myoklonus zu Beginn des Schlafs
7A87	Schlafbedingte Bewegungsstörung aufgrund eines medizinischen Zustands
7A88	Schlafbedingte Bewegungsstörung aufgrund eines Medikaments oder einer Substanz
7A8Y	Andere spezifizierte schlafbezogene Bewegungsstörungen
7A8Z	Schlafbedingte Bewegungsstörungen, nicht spezifiziert
Block L 1 – 7B0	**Parasomnien-Störungen**
7B00	Erregungsstörungen durch Nicht-REM-Schlaf
7B01	Parasomnien im Zusammenhang mit REM-Schlaf
7B02	Andere Parasomnien
7B0Y	Andere spezifizierte Parasomnien-Störungen
7B0Z	Parasomnien-Störungen, nicht spezifiziert
7B2Y	Andere spezifizierte Schlaf-Wach-Störungen
7B2Z	Schlaf-Wach-Störungen, nicht spezifiziert

6 Psychiatrie im Wandel der Zeit

Was denken Sie, wenn Sie das Wort Psychiatrie hören? Viele Bücher füllen das Thema der psychiatrischen Krankheitsbilder. Dazu gehören geschichtliche Darstellungen, in denen berichtet wird, dass Menschen in der Vorzeit als von Dämonen besetzt beschrieben wurden und infolgedessen mit Peitschenhieben oder anderen Maßnahmen »behandelt« wurden. Der Körper sollte so für Dämonen »unattraktiv« werden. Im Mittelalter wurden psychisch Erkrankte als Hexen verbrannt. Erst im 17. Jahrhundert setzte sehr langsam ein Sinneswandel ein. Dennoch wurden Menschen mit psychischen Erkrankungen wie Straftäter behandelt und eingesperrt. Mitte des 18. Jahrhunderts fand eine Humanisierung statt, aus Zuchthäusern wurden Irrenanstalten[12]. »Irre« und »Irrenanstalten« waren zu diesem Zeitpunkt keine Schimpfworte, sondern schlicht eine Beschreibung. Erst viele Jahrzehnte später sprach man von »Psychiatrien« und »psychischen Erkrankungen«.

In Deutschland wurde während der Zeit des Nationalsozialismus die dunkle Seite der Psychiatriegeschichte geschrieben. Hunderttausende erkrankte Menschen wurden systematisch getötet oder grausamen Experimenten unterzogen.

Erst 1975 fand die sogenannte »Psychiatrie-Enquete« (Untersuchung) über die Lage der Psychiatrien in Deutschland statt. Seitdem öffneten sich die Türen. Menschen, die zu Hunderten in psychiatrischen Krankhäusern verweilten, erfuhren eine offene Versorgung und Fördermaßnahmen. Es wurde eine gemeinde- und familiennahe Versorgung angestrebt. Aus-, Fort- und

---

[12] Vgl. Stöcker 2021b

Weiterbildungen wurden gefordert. Jedoch gibt es erst seit Mitte der 1990er Jahre eine Fachweiterbildung zur psychiatrischen Krankenpflege.

Wie bereits beschrieben, werden Sie in der stationären Pflege zunehmend Bewohner mit psychiatrischen Erkrankungen pflegen und betreuen. Die Frage bleibt unbeantwortet, wie viele Bewohner auch ohne eine Diagnosestellung bzgl. psychiatrischer Erkrankungen in den Einrichtungen leben. Denn wie erwähnt, war es vor vielen Jahren schon fast »gefährlich«, psychisch erkrankt zu sein.

Menschen mit psychiatrischen Krankheitsbildern sind eigentlich die wirklichen Profis, denn sie wissen, wie es ist, erkrankt zu sein. Das bedeutet, Symptome zu haben, die oft für andere Menschen schwer zu verstehen und nachvollziehbar sind. Wichtig ist das Wissen zu den verschiedenen Krankheitsbildern. Entscheidend aber ist auch die wertschätzende Haltung. Es geht darum, dass Sie mit dem Bewohner verhandeln und ihn nicht einfach »behandeln«. Was Sie mit dem Bewohner besprechen, worauf Sie sich mit ihm verständigen, findet sich in der Dokumentation wieder. Die Verständigung wird in der SIS® niedergelegt, die individuelle Umsetzung im Maßnahmenplan.

> *Fazit* **Worte machen einen Unterschied!**
>
> Ihr Bewohner ist z. B. ein Mensch mit einer Schizophrenie und nicht **der** Schizophrene. Ein Mensch mit einer Depression ist nicht **der** Depressive. Ein Mensch mit einer Demenz ist keinesfalls **der** Demente. Menschen handeln an erster Stelle so, wie sie handelt, weil sie Menschen sind, das Krankheitsbild kommt (erschwerend) hinzu.

7 Psychosen aus dem schizophrenen Formenkreis

Die Begriffe »Psychose« und »Schizophrenie« werden oft als Synonyme benutzt, richtig würde es heißen: »Psychose aus dem schizophrenen Formenkreis«. Die Weltgesundheitsorganisation (WHO) definiert eine Psychose als eine seelische Störung, bei der die Beeinträchtigung der psychischen Funktionen ein solches Ausmaß erreicht hat, dass dadurch Realitätsbezug, Einsicht und die Fähigkeit zu sehr gestört sind, um einigen der üblichen Lebensanforderungen noch zu entsprechen.[13]

7.1 Das SIS®-Gespräch mit Frau Isolde S.

Sie führen mit Frau Isolde S. und Ihrer Betreuerin Frau E. das SIS®-Gespräch. Sie informieren beide über den Sinn und Zweck des Gesprächs. Es geht nämlich nicht darum, dass Sie neugierig sind, sondern dass Sie gemeinsam mit beiden besprechen und planen möchten, wie Frau S. gut in ihrer neuen Umgebung ankommen kann. Ebenfalls informieren Sie beide Frauen darüber, wie viel Zeit Ihnen für das Gespräch zur Verfügung steht.

Sie stellen die Ausgangsfrage, wie es Frau S. damit geht, in Ihrer Einrichtung zu sein und ob sie sich kurz vorstellen würde.

»Ich heiße Isolde S. und bin im Juni 1964 geboren und jetzt bin ich hier und brauche Hilfe. Ich habe eine vier Jahre ältere Schwester. Mit ihr, so wie mit anderen Familienmitgliedern, habe ich keinen Kontakt mehr. Seit der Diagnose para-

---
[13] Vgl. Stöcker 2021b

noide Schizophrenie vor vielen Jahren wurden die Freunde immer weniger und irgendwann wandte sich auch meine Familie ab. Ich bin so hilflos geworden und fühle mich so allein. Können Sie mich mal drücken?«

Frau S. öffnet die Arme wie für eine Umarmung, schaut aber ins Leere.

Sie informieren Frau S. darüber, dass es in der Einrichtung einen Sozialen Dienst und Beschäftigungsangebote gibt. Sie schlagen ihr vor, dass sie bei der Kontaktaufnahme unterstützt und zu Beschäftigungsangeboten eingeladen wird.

»Vor sechs Jahren bekam ich eine gesetzliche Betreuung, das ist ganz ok. Ich weiß, dass ich sonst nicht klarkommen würde. Hat eigentlich viel zu lange gedauert. Immerhin habe auch ich dazu gelernt.«

Betreuerin: »Ich bin Frau E. und betreue Frau S. in allen Bereichen.«

Im gemeinsamen Gespräch mit der Betreuerin schaut Frau S. immer wieder nach oben und zur Seite. Dann lächelt sie, obwohl die gesagten Worte eher belastend und traurig klingen.

»Kurz vor dem Abitur fing es an. Ich bin von Gott auserwählt, das wurde mir zu diesem Zeitpunkt richtig bewusst. Mal weiß ich es mehr, mal weiß ich es weniger. Meine Gedanken werden von höheren Mächten unterstützt. Ich habe viele Jahre versucht, andere Menschen zu überzeugen. Aber das habe ich aufgegeben. Die wollen nicht und die Therapeuten sagen ja, ich sei krank. Wahrscheinlich ist das so.«

Die Betreuerin: »Frau S. ist seit vielen Jahren erkrankt, ich betreue sie seit sechs Jahren. Sie ist zugänglich für therapeutische Maßnahmen, das heißt, sie geht alle vier Wochen zu ihrem Psychiater und nimmt unter Aufsicht ihre Medikamente, Risperdal® 3 mg 1-0-0, bei Erregungszuständen Tavor® bis zu 2,5 mg. Wichtig ist die regelmäßige Einnahme der Medikation! Frau S. darf nicht überfordert werden. Erlebt sie Stress, nehmen ihre Symptome zu. Sie kann sich nicht gut auf etwas konzentrieren und verliert zunehmend ihre Sprache.«

Sie besprechen mit Frau S., dass Sie die Termine mit dem Psychiater absprechen werden. Es wird mit ihr besprochen, ob sie damit einverstanden ist, dass die Medikamenteneinnahme vom Personal kontrolliert wird. Auch werden Sie nochmals ein Gespräch mit ihr führen, was Stress genau für sie bedeutet und wie Sie gemeinsam mit Frau S. Stress und Druck vermeiden können.

Frau S. stimmt Ihnen zu, reagiert jedoch auf die Betreuerin. *»Ja, ja, erzählen sie nur. Ich bin etwas Besonderes! Nur in der letzten Zeit möchte ich nichts mehr tun, einfach hier sitzen. Ich kann mich nicht mehr so richtig waschen und auch nicht einkaufen. Meine Beine wollen nicht mehr und ich bin so fett geworden. Nun sitze ich im Rollstuhl und bewege mich kaum.«*

Sie bitten Frau S., Ihnen zu zeigen, ob und wie sie aufstehen kann. Das schafft sie jedoch nicht ohne Ihre Unterstützung. Infolgedessen bieten Sie ihr an, dass sie, wenn sie aufsteht, mit einer Aufstehhilfe unterstützt wird, um sich dann in den Rollstuhl zu setzen. Sie bieten ihr an, ihr diese Aufstehhilfe nach dem Gespräch zu zeigen. Weiterhin schlagen Sie einen Besuch beim Physiotherapeuten und eine Vorstellung beim Facharzt vor. Als Beschäftigungsangebot laden Sie Frau S. zur Teilnahme an einer Bewegungsrunde ein. Bis zur Abklärung der Bewegungsmöglichkeiten der unteren Extremitäten vorläufig primär für den Oberkörper, Arme und Hände.

Weiter berichtet Frau S., dass sie Hilfe bei der Pflege benötigt. Sie habe auch schon lange nicht mehr geduscht. Nicht nur, dass ihr das Bewegen so schwerfallen würde, auch der Antrieb fehlt oft. Manchmal sind die Körperfalten etwas rot. Wenn sie rechtzeitig zur Toilette gebracht wird, ist sie kontinent. Um sich sicher zu fühlen, trägt sie immer eine Slipeinlage. Der Stuhlgang sei nicht immer einfach. Wenn sie Buttermilch trinkt, ist alles gut.

Sie verständigen sich mit Frau S. darüber, dass ihr Intimbereich, Beine und Füße im Bett gepflegt werden und sie anschließend mit der Aufstehhilfe in den Rollstuhl transferiert wird, ins Badezimmer gefahren, mit einem Gleitbrett zur Toilette geführt und dann ans Waschbecken gesetzt wird. Ihre Pflegeutensilien werden bereitgestellt. So kann sich Frau S. im vorderen Körperbereich selbst pflegen. Der Rücken wird von einer Pflegeperson gewaschen. Frau S. soll klingeln, wenn sie fertig ist. Beim Abtrocknen soll sie besonders darauf achten, dass ihre Hautfalten trocken sind und sich bei einer Rötung sofort melden. Sie bekommt eine Vorlage und zur Unterstützung der Verdauung zum Frühstück Buttermilch.

Am liebsten sitzt sie vor dem Fernseher und isst.

Betreuerin: »*Frau S. hat sich zu Hause nur Pizza, Burger und Cola bestellt. Sie isst jede Menge Süßes. Man kann zusehen, wie sie zunimmt. Sie ist, glaube ich, 160 cm groß und wiegt so 130 kg. Ich werde die Wohnung auflösen, es bleiben ihr ein paar Bilder, ein Sessel und ihr Fernseher.*«

Sie besprechen mit Frau S. das weitere Vorgehen. Nämlich die Abklärung ihrer Instabilität, die Gewichtszunahme und daraus folgend ein Beratungsgespräch zum Ernährungsmanagement. Kollegen der Beschäftigung/Sozialer Dienst werden sich mit ihr bzgl. der Unterstützung der Zimmergestaltung in Verbindung setzen.

Bei der Frage, ob sie Stimmen hören würde und/oder Dinge sehe, die andere nicht hören oder sehen, lächelt Frau S. Sie sagt nichts, nickt nur leicht mit dem Kopf.

Betreuerin: »*Wenn Frau S. ›gute‹ Stunden hat, sagt sie schon einmal, dass die Stimmen da sind, ihr jedoch verbieten zu sagen, dass es sie gibt. Die Stimmen sagen ihr auch, sie sei etwas Besonderes und schimpfen mit ihr, weil sie es nicht geschafft hat, andere Menschen zu Gott zu führen.*«

Frau S. reagiert darauf ungehalten. »*Sie sollen doch nicht darüber reden, sie sind gemein. Die Stimmen sprechen nur mit mir. Ich will Sie hier nicht mehr. Ich rede nicht mehr mit Ihnen. Lassen Sie mich in Ruhe.*«

Was würden Sie jetzt tun?

Grundsätzlich brauchen Menschen Vertrauen im Kontakt zu anderen. Um eine tragfähige Beziehung aufzubauen, sollten Sie jetzt auf den geäußerten Wunsch von Frau S. eingehen: »*Frau S., ich komme noch einmal auf den Anfang des Gesprächs zurück. Es ist für Sie und für uns wichtig, dass wir wissen, was Ihnen am Herzen liegt und was wir für Sie tun können. Wir können jetzt, falls Sie möchten und Ihre Betreuerin einverstanden ist, das Gespräch allein weiterführen oder wir treffen uns am Nachmittag wieder.*«

 Übung

Ihre Expertise
- Wie sieht Ihre fachliche Einschätzung aus?
- Worauf verständigen Sie sich mit Frau S.?

Wichtig sind eine sensible Ansprache und verlässliche Absprachen. Daher besprechen Sie mit Frau S. einen Stimmenparameter und das Einhalten ihrer Tagesstruktur.

7.2 Definition

Falls Sie meiner Generation angehören, kennen Sie wahrscheinlich den Film »Einer flog übers Kuckucksnest« mit Jack Nicholson. In diesem Film sehen Sie viele Vorurteile und Klischees zum Krankheitsbild der Schizophrenie. Eine sehr gute Darstellung des Krankheitsbildes zeigt der Film »Das weiße Rauschen« mit Daniel Brühl.

Die Schizophrenie ist eine Erkrankung der Gesamtpersönlichkeit eines Menschen. Es kommt zum Auftreten von Affekt-, Denk-, Ich-, Antriebs- und Wahrnehmungsstörungen sowie Störungen der Psychomotorik. Erkrankte haben einen Realitätsverlust. Aber sie haben keine Orientierungsstörungen! Bitte verwechseln Sie die Schizophrenie nicht mit einer multiplen Persönlichkeitsstörung. Der Begriff Schizophrenie ist leider etwas irreführend – Schizophrenie (griech. schizein = spalten; phren = Zwerchfell) – und wurde von Eugen Bleuler (1857–1939) geprägt und löste 1911 den Begriff

»Dementia praecox« ab. Bleuler wollte damit zum Ausdruck bringen, dass für Erkrankte die Grenzen nach außen fließend sind und ihnen Abgrenzungen zur Umwelt schwerfallen.[14]

Das menschliche Gehirn erhält gleichzeitig Tausende von Eindrücken und muss ständig filtern, welche Eindrücke relevant sind und im Vordergrund stehen sollten. Menschen mit einer schizophrenen Erkrankung erleben alle Informationen gleich intensiv.

 Übung

Wechseln Sie die Perspektive
Nehmen Sie jetzt einmal bewusst wahr, was Sie alles gerade hören. Sie werden Unterschiede in der Intensität hören.
Und jetzt stellen Sie sich bitte vor, alles wäre gleich laut.

7.2.1 Häufigkeit und Verlauf

Jeder hundertste Mensch erkrankt im Laufe seines Lebens an einer Schizophrenie, das ist 1 % der Bevölkerung. Männer und Frauen sind gleich häufig betroffen. Bei einem Drittel der Erkrankten tritt einmal im Leben eine Erkrankungsphase auf. Bei einem zweiten Drittel kann es zu zwei bis drei Phasen kommen, evtl. bleiben Restsymptome vorhanden. Menschen, die dem weiteren Drittel zugehörig sind, bleiben chronisch erkrankt. Das bedeutet, sie haben akute Phasen und behalten, außerhalb der akuten Symptomatik, kontinuierlich Symptome in unterschiedlicher Form und Ausprägung.

---

[14] Vgl. Stöcker 2021

7.3 Ätiologie – Pathogenese

Wie bei den meisten Krankheitsbildern handelt es sich auch bei der Schizophrenie um eine **multifaktorielle Krankheitsentstehung**. Die Bezeichnung »multifaktoriell« wird zunehmend vom Begriff »polygen« abgelöst.[15] Das bedeutet, mehrere Faktoren wirken bei der Entstehung zusammen, dazu gehört u. a. die **genetische Disposition**. Die Begriffe »Vererbung« und »genetische Disposition« werden häufig fälschlicherweise synonym benutzt. Es gibt allerdings Unterschiede: Bei einer Erbkrankheit (Vererbung) stehen Veränderungen der DNA-Struktur im Vordergrund, die von Generation zu Generation weitergegeben werden. Bei einer (genetischen) Disposition handelt es sich um eine Veranlagung bzw. eine Anfälligkeit für eine bestimmte Erkrankung, die jedoch nicht zwingend auftreten muss.

Auf **neurochemischer Ebene** wird von einer Erhöhung des Dopamins ausgegangen. Dopamin ist ein Botenstoff, ein »Anpeitscher«, ein »Motivator«, und spielt beim Blutdruck, bei Denk- und Bewegungsabläufen eine Rolle. Der Dopaminspiegel ist bei einer Schizophrenie erhöht.

Bei welchem Krankheitsbild* ist der Dopamin-Spiegel reduziert?
* Beim Parkinson.

Psychopharmaka, die bei der Schizophrenie vorwiegend zum Einsatz kommen, sind Antipsychotika (Neuroleptika). Sie versuchen, den erhöhten Dopaminspiegel zu reduzieren. Gelingt dies nicht in normaler Konzentration, v. a. bei klassischen hochpotenten Neuroleptika wie Haloperidol (Haldol®), zeigen die betroffenen Menschen parkinsonähnliche Symptome (Parkinsonoid). Als weitere Entstehungsfaktoren werden **anatomische Veränderungen** des Gehirns diskutiert sowie negative Einflüsse während der **Schwangerschaft** bzw. während der **Geburt**.

---

[15] Vgl. Falkai P, Laux G et al. (2021): Psychiatrie, Psychosomatik und Psychotherapie. Thieme, Stuttgart

Aus diesen diskutierten Faktoren wurde das sog. »Vulnerabilitäts-Stress-Modell« entwickelt. Die folgende Abbildung (▶ Abb. 3) zeigt, wie die genannten Faktoren dazu führen, dass der erkrankte Mensch eine besondere »Dünnhäutigkeit« hat und Stress wesentlich intensiver erlebt als nicht Betroffene. Aus dieser Tatsache heraus können Sie schon einen wesentlichen Faktor für die Pflege und Beschäftigung ableiten: **Vermeiden Sie Stress!**

Betreuerin: *»Frau S. darf nicht überfordert werden, erlebt sie Stress, nehmen ihre Symptome zu.«* (▶ Kap. 7.1)

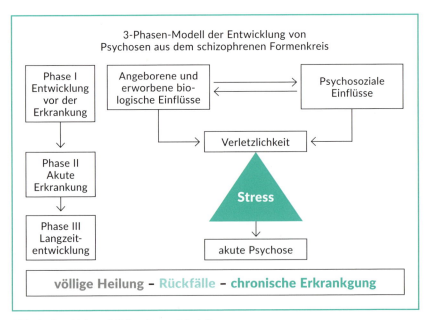

Abb. 3: Das Vulnerabilitäts-Stress-Modell.

Zu den Psychosen aus dem schizophrenen Formenkreis zählen verschiedene Formen[16]:
- Paranoide Schizophrenie (Frau S. ▶ Kap. 7.1)
  - Im Vordergrund stehen paranoide Wahnvorstellungen und akustische Halluzinationen
  - Störungen des Affekts, des Antriebs, der Sprache
  - Katatone Symptome sind im Hintergrund
  - Als inhaltliche Denkstörung – der Wahn stehen im Vordergrund:
    - Verfolgungswahn, Beziehungswahn, Kontrollwahn, zönästhetischer Wahn
  - Halluzinationen:
    - Akustische, Akoasmen
  - Formale Denkstörungen
  - Affektstörungen
  - Affektverflachung und Antriebsstörungen
- Hebephrene Schizophrenie
  - Im Vordergrund stehen affektive Veränderungen
  - Wahn und Halluzinationen stehen im Hintergrund
  - Das Verhalten ist eher verantwortungslos
  - Die Stimmung ist unpassend, läppisch
  - Das Denken ist ungeordnet
  - Die Sprache ist weitschweifig und zerfahren
- Katatone Schizophrenie
  - Im Vordergrund stehen psychosomatische Veränderungen, z. B. Stupor, scheinbar sinnlose motorische Aktivitäten
  - Mutismus
  - Erregung (zeigt sich in motorischen Aktivitäten)
  - Haltungsstereotypien
  - Rigidität
  - Negativismus, Befehlsautomatismus
- Postschizophrene Depression
  - Depressive Symptome nach einer schizophrenen Phase
  - Schizophrenes Residuum
  - Nach jeder Phase bleiben Restsymptome

---

[16] Vgl. Stöcker 2021b

- Schizophrenia Simplex
  - Im Vordergrund stehen Negativsymptome, schleichender Verlauf
  - Leistungsfähigkeit verschlechtert sich
  - Keine Wahnvorstellungen oder Halluzinationen
- Zönästhetische Schizophrenie
  - Im Vordergrund stehen eigenartige Körperempfindungen
  - Leibhalluzinationen

Info
Die ICD-11 unterscheidet nicht mehr in Subtypen, sondern nach dem Verlauf der Erkrankung in erste Episode, multiple Episoden oder kontinuierliche Episoden.*

* Vgl. Lieb K (2019): Intensivkurs: Psychiatrie und Psychotherapie. Elsevier, München

7.4 Symptome

Im Folgenden finden Sie Symptome einer Schizophrenie beschrieben, die auftreten können. Je nach Form der Schizophrenie stehen unterschiedliche Symptome im Vordergrund.

Unterschieden werden dabei Positiv- und Negativ-Symptome. Spätestens seit der Covid-19-Pandemie ist bekannt, dass in der Medizin »positiv« nicht wirklich etwas Gutes ist, sondern etwas vorher nicht Vorhandenes aufgetreten bzw. hinzugekommen ist.

7.4.1 Positiv-Symptome

Die Bezeichnung Positiv-Symptome oder Plus-Symptome soll zum Ausdruck bringen, dass etwas, was im »normalen« Verhalten und Erleben eines Menschen vorhanden ist, nicht vorhanden ist.

Ich-Störungen

- Betroffene Menschen haben ihre Ich-Haftigkeit verloren. Dazu gehört die **Depersonalisation**. Der Körper oder Körperteile werden als fremd bzw. als nicht zugehörig erlebt. Ähnliches wird z. B. auch bei einem Apoplex beschrieben. Die betroffene Körperhälfte wird nicht wahrgenommen, die Erkrankten wissen jedoch, dass es ihr eigener Körperteil ist.
- Bei der **Derealisation** wird die Umgebung als fremd bzw. andersartig erlebt.
- Weiterhin gehören der Gedankenentzug, die Gedankenausbreitung und das Gefühl der Gedankeneingabe zu den Ich-Störungen.

> ### Beispiel
>
> **Gedankeneingabe**
> *»Die Gedanken sind nicht meine, die kommen von den Strahlen meines i-Pads«.*
>
> **Gedankenentzug**
> *»Meine Gedanken werden mir einfach weggenommen. Wie mit einer Saugglocke.«*
>
> **Gedankenausbreitung**
> *»Alle Menschen um mich herum wissen, was ich denke. Sie können meine Gedanken lesen.«*

Frau S: *»Meine Gedanken werden von höheren Mächten unterstützt.«* (▶ Kap. 7.1)

Halluzinationen

Betroffen sein können alle Sinneskanäle: Sehen, Hören, Riechen, Schmecken, Fühlen und der vestibuläre Sinn. Im Vordergrund stehen akustische Halluzinationen, u. a. imperative Stimmen, kommentierende Stimmen und Stimmen, die einen Dialog führen.

Stellen Sie sich kurz Folgendes vor: Sie sitzen im Dienstzimmer und konzentrieren sich auf die Dokumentation, die Sie noch zu führen haben und im Raum sind viele Kollegen, die reden und Sie werden immer wieder aus Ihrer

Konzentration gerissen. Menschen mit **akustischer Halluzination** erfahren Ähnliches, jedoch ist niemand da, der spricht. Sie hören z. B. Stimmen, die ihnen etwas befehlen, im extremen Fall, sich zu töten. Oder Stimmen, die einen Dialog führen über die betroffene Person oder das Handeln der Person wird kommentiert: »Da sitzt sie wieder, guck mal, wie sie wieder aussieht, was für eine Schande…« Kurzum: Halluzinationen können sehr belastend und gefährlich sein.

Beispiel Akustische Halluzinationen

Stimmen im Dialog
Betroffene hören mehrere Stimmen, die sich über sie unterhalten.

Kommentierende Stimmen
Betroffene hören Stimmen, die ihr Handeln kommentieren.

Imperative Stimmen
Imperative Stimmen geben Befehle. Meistens sind die Stimmen sehr unfreundlich.

Frau S. (▶ Kap. 7.1):
- Im gemeinsamen Gespräch mit der Betreuerin schaut Frau S. immer wieder nach oben und zur Seite – hat sie visuelle oder akustische Halluzinationen?
- Bei der Frage, ob sie Stimmen hören würde und/oder Dinge sehe, die andere nicht hören oder sehen, lächelt sie. Sie sagt nichts, nickt nur leicht mit dem Kopf.
- Betreuerin: »*Wenn Frau S. ›gute‹ Stunden hat, sagt sie schon einmal, dass die Stimmen da sind, ihr jedoch verbieten zu sagen, dass es sie gibt. Die Stimmen sagen ihr auch, sie sei etwas Besonderes und schimpfen mit ihr, weil sie es nicht geschafft hat, andere Menschen zu Gott zu führen.*«

Tipp
Besprechen Sie in einer stabilen Phase mit dem Betroffenen, wie stark die Stimmen Einfluss nehmen. Erstellen Sie mit ihm gemeinsam ein Stimmenparameter. 0 bedeutet: keine Stimmen, 10 bedeutet: Die Stimmen sind so stark, dass er keine Abwehr mehr hat.
Bei welcher Zahl werden die Stimmen zu einflussreich, sodass die Kontrolle von den Stimmen übernommen wird?
Was ist dann zu tun?
Beispielsweise Medikamente prüfen, Reize reduzieren, Rückzug ins Zimmer, Stress reduzieren usw. Beziehen Sie den Erkrankten unbedingt mit ein. Ihr Motto sollte sein: Verhandeln statt behandeln.

Wahn
- Ein Wahn ist eine inhaltliche Denkstörung. Etwas Reales wird umgedeutet. Stellen Sie sich Folgendes vor: Sie stehen in Köln auf der Domplatte, hinter Ihnen ist der Kölner Dom, vor Ihnen sind viele Menschen, die fotografieren. Bei einer inhaltlichen Denkstörung sind Sie davon überzeugt, dass **Sie** fotografiert werden, auch wenn es in Wirklichkeit der Dom ist. Wichtig zu verstehen ist, dass der Wahn erst einmal nicht korrigierbar ist.
- Wahninhalte: Vergiftungswahn, Beziehungswahn, Verfolgungswahn, religiöser Wahn, Beeinträchtigungswahn und vieles mehr.

Frau S. (▶ Kap. 7.1): »*Ich bin von Gott auserwählt.*« (Religiöser Wahn)

Beispiel — **Die mutmaßliche Vergiftung**

Ein Bewohner ist überzeugt, dass seine Getränke vergiftet sind. Er trinkt nichts mehr. Was bieten Sie ihm an?
- Sie könnten ihn eine geschlossene Flasche öffnen lassen.
- Sie könnten gemeinsam mit ihm Kaffee oder Tee kochen.
- Sie könnten sich ebenfalls etwas zu trinken eingießen und vor dem Bewohner trinken.

7.4.2 Negativ-Symptome

Die Bezeichnung Negativ-Symptome oder Minus-Symptome soll zum Ausdruck bringen, dass etwas, was im »normalen« Verhalten und Erleben eines Menschen vorhanden ist, reduziert ist. Kennzeichen sind:
- Anhedonie
  - Vergnügen bzw. Freude wird kaum bzw. nicht empfunden
- Alogie
  - Affektverflachung (Verarmung des Fühlens sowie der Ausdrucks- und Reaktionsfähigkeit)
    - Verarmung der Sprache (Frau S. ▶ Kap. 7.1)
- Apathie
  - Mangel an Energie und Antrieb
  - Frau S. fehlt oft der Antrieb (▶ Kap. 7.1)
- Asozialität (fehlende Konfliktfähigkeit)
  - Aufmerksamkeitsstörungen
    - Beeinträchtigung der Aufmerksamkeit (Frau S. ▶ Kap. 7.1)
- Konzentrationsstörungen

Formale Denkstörungen
- Konkretismus
  - Begriffe werden konkret interpretiert (z. B. »mit etwas hinterm Berg halten« wird so verstanden, dass wirklich etwas hinter einem Berg liegt)
- Neologismen
  - Wortneubildungen, z. B. »Verbandsdreieck« (nicht mit Scrabble verwechseln, beim Spiel werden auch schon einmal neue Worte kreiert, um Punkte zu sammeln)
- Asozialität
  - eingeschränkte, bzw. fehlende Konfliktfähigkeit
    - Frau S. (▶ Kap. 7.1) reagiert darauf ungehalten: »*Sie sollen doch nicht darüber reden, sie sind gemein. Die Stimmen sprechen nur mit mir. Ich will sie hier nicht mehr. Ich rede nicht mehr mit Ihnen. Lassen Sie mich in Ruhe.*«
- Zerfahrenheit
  - Gedanken verlieren den Zusammenhang

- Paralogik
  - verzerrte Logik
  - Argumentationen sind verzerrt
- Vorbeireden, Sperrung der Gedanken, Gedankenabreißen
- Denkverlangsamung
- Lockerung der Assoziation

Affekt- und Kontaktstörungen
- Läppischer (alberner, überdrehter) Affekt
- Gefühlseinbrüche, Angst, Ärger, Glückseligkeit
- Ambivalenz (gleichzeitige Existenz widersprüchlicher Gefühlsregungen)
- Affektverflachung, -verarmung
  - Das Fühlen ist flacher, auch im Ausdruck und in der Reaktion
- Paramimie
  - augenblickliche Mimik passt nicht zur Situation
    - Frau S. (▶ Kap. 7.1): … dann lächelt sie, obwohl die gesagten Worte eher belastend und traurig klingen.
- Parathymie
  - Situation und Gefühlsäußerungen passen nicht zusammen (Frau S. ▶ Kap. 7.1)

Katatone Bewegungsstörungen
- Befehlsautomatismen
  - automatisches Ausführen von Aufforderungen
- Bewegungsstereotypien
  - Wiederholen von Bewegung
- Echolalie
  - Wiederholen von Gehörtem
- Echopraxie
  - Wiederholen von Gesehenem
- Katalepsie
  - Beibehalten von bizarren Körperhaltungen
- Mutismus
  - Nicht sprechen, obwohl die Fähigkeit vorhanden ist
- Negativismus
  - Das Gegenteil einer Aufforderung wird durchgeführt

7.5 Pflege und Beschäftigung

Sie erkennen anhand der Symptome, dass der erkrankte Mensch die Beziehung zum eigenen Ich verloren hat. Er erleidet einen Realitätsverlust und fühlt sich nicht mehr sicher. Er fühlt sich von außen beeinflusst und erkennt bestimmte Zusammenhänge nicht mehr. Es kann vorkommen, dass er sich bedroht fühlt und das Gefühl entwickelt, dass die Welt um ihn herum zerfließt.

Tipp
Geben Sie den Menschen Sicherheit! Seien Sie verbindlich!

Vermeiden Sie bei Menschen mit einer Schizophrenie unbedingt Stress. Wie aus dem Vulnerabilitäts-Stress-Modell (▶ Abb. 3) ersichtlich ist, ist der empfundene Stresspegel (die eigene Messlatte für empfunden Stress) sehr gering. So kann schon das morgendliche Aufstehen einen erhöhten Druck auslösen. Menschen, die Stimmen hören, ziehen sich evtl. ins Bett zurück, um die Reize zu reduzieren. Besprechen und klären Sie mit den erkrankten Menschen, am besten in einer stabilen Phase, was gemeinsam zu unternehmen ist. Treffen Sie mit Ihrem Bewohner klare Vereinbarungen, dazu dient Ihnen Ihre Dokumentation. Damit der »rote Faden« eingehalten wird, sollten alle an der Pflege und Betreuung Beteiligten den Maßnahmenplan kennen und sich daranhalten.

Info

Sie sollten Ich-Störungen, Halluzinationen und einen Wahn weder bestätigen noch verneinen.

Was könnte passieren, wenn sie das doch tun?
Bei einer **Bestätigung** könnte es sein, dass der Bewohner keine Medikamente mehr nimmt und/oder andere Therapien ablehnt. Schließlich haben Sie gesagt, dass seine Wahrnehmung stimmt.
 Bei einer **Verneinung** könnte es passieren, dass der Bewohner den Kontakt abbricht. Schließlich glauben Sie ihm nicht. Wie bereits gesagt ist eine tragfähige Beziehung im Kontakt mit Menschen mit einer psychischen Erkrankung wichtig.

Finden Sie »die goldene Mitte« und bleiben Sie in Kontakt. Sie können dem Bewohner etwa anbieten, dass Sie seine Wahrnehmung anerkennen, aber er auch die Ihre, die etwas anders ist. So können Sie im Kontakt bleiben. Es ist wie immer im Leben: Wenn Sie anderer Meinung sind und Ihr Gegenüber auf seiner besteht, entsteht Stress. Wenn jemand Ihre Meinung jedoch anerkennt und Sie bittet, auch seine Meinung zu akzeptieren, steigen sofort Ihre Chancen, im Kontakt zu bleiben. Sie sollten ggf. ein anderes Gesprächsthema wählen.

Eine Schizophrenie verläuft in Phasen. Der wirkliche Profi ist meist der erkrankte Mensch, d. h. er kennt seine Krankheit. Die meisten Erkrankten spüren vor einer akuten Phase Veränderungen. Sie fühlen sich »anders«, z. B. beschreiben sie sich als unruhig, ängstlich, trinken mehr Kaffee, rauchen mehr und/oder klagen über schlechteren Schlaf. Das ist die sog. **Prodromalphase** (Frühsymptome).

Besprechen Sie diese Phasen mit Ihren Bewohnern und vereinbaren Sie mit ihnen, was zu tun ist, wenn solche Wahrnehmungen auftreten. Dazu gehören eine Reizabschirmung, eine Überprüfung der Medikation und das Vermitteln von Sicherheit. (Frau S. bekommt Risperdal® ▶ Kap. 7.1).

Risperdal® ist ein Antipsychotikum (früherer Begriff: Neuroleptikum, Mehrzahl: Neuroleptika/Antipsychotika). Unterschieden werden atypische Neuroleptika und klassische Neuroleptika. Die klassischen werden noch weiter in hochpotente und niederpotente eingeteilt. Bekannte Antipsychotika sind u. a.:
- Hochpotente klassische Neuroleptika: Haloperidol (Haldol®), Benperidol (Glianimon®)
- Atypische Neuroleptika: Clozapin (Leponex®), Olanzapin (Zyprexa®), Risperidon (Risperdal®)

Je nach Wirkstoff und Dosierung treten unerwünschte Wirkungen auf, u. a.[17]:
- Parkinsonoid
  - Symptome der Parkinsonerkrankung
- Frühdyskinesien
  - Krämpfe der Gesichts-, Hals-, Arm- oder Atemmuskulatur
- Spätdyskinesien
  - Hyperkinesen (Aktivitätssteigerung) im Gesicht, Mund und Zunge (oft von Betroffenen unbemerkt)
- Akathisie
  - Bewegungsdrang
  - Betroffene laufen hin und her, wie getrieben, bis zur Erschöpfung
- Vegetative Störungen
  - orthostatische Störungen, Schwindelgefühl
- Gewichtszunahme
  - Diese unerwünschte Wirkung führt oft zum Absetzen der Medikamente
  - Betreuerin: »*Man kann zusehen, wie sie zunimmt.*« (▶ Kap. 7.1)
- Endokrine Störungen
  - Brustvergrößerung, Ausbleiben der Periode, sexuelle Funktionsstörungen
- Kardiotoxische Wirkungen
  - Tachykardie
- Allergische Reaktionen
  - v. a. Hautreaktionen

---

[17] Vgl. Graefe KH (2016): Pharmakologie und Toxikologie. Thieme, Stuttgart

- Malignes-neuroleptisches Syndrom
  - Notfall mit motorischer Störung, vegetativen Funktionsstörungen und komatöser Bewusstseinsstörung

Mehr erfahren Sie im Kapitel ▶ Kap. 17.

Vermeiden Sie in der Kommunikation Sarkasmus oder Doublebinds. Wie bei den Symptomen (▶ Kap. 7.4) beschrieben, können Menschen mit einer Schizophrenie solche Aussagen nicht korrekt interpretieren, sondern verstehen vieles wortwörtlich. Fällt der Satz: »Geh ins Bett, hau dich aufs Ohr« könnten sich Schizophrenie-Erkrankte tatsächlich aufs Ohr hauen.

> *Beispiel* **Ein Doublebind ist unlösbar**
>
> Stellen Sie sich Folgendes vor: Ich schenke Ihnen einen blauen und einen roten Kugelschreiber. Sie schreiben mit dem Roten und ich frage, ob Ihnen etwa der blaue Kugelschreiber nicht gefällt. Sie schreiben mit dem Blauen und ich frage Sie, ob der rote Kugelschreiber nicht gut genug für Sie sei. Das ist ein unlösbarer Konflikt und Sie würden mich jetzt sicherlich fragen, ob es mir noch gut.
> Menschen mit einer Schizophrenie können solche Konflikte nicht lösen.

Ein geregelter Schlaf ist für erkrankte Menschen sehr wichtig. Sie benötigen grundsätzlich einen geregelten Tagesablauf und genügend Ruhephasen. Denken Sie an die vorhandene »Dünnhäutigkeit« und die Anfälligkeit für Stress. Die empfundene Messlatte ist wesentlich niedriger als bei Nichterkrankten und sollte gut mit dem Betroffenem besprochen werden.

Zeigt der Mensch Unruhe, versuchen Sie zu eruieren, ob diese krankheits- oder medikamentenbedingt ist. Besprechen Sie mit ihm, wie er es empfindet: von außen gesteuert oder kann er Einfluss nehmen?

Führen Sie als Beschäftigungsangebote keine Entspannungsverfahren durch, v. a. keine Fantasiereisen. Bedenken Sie bitte, dass diese Erkrankten eine veränderte Realitätswahrnehmung haben.

> **Fazit** Die Beziehung trägt
>
> Bauen Sie eine tragfähige Beziehung auf. Das Erlebte kann beim Erkrankten oft zu Angst und Unsicherheit führen, Ihr Bewohner braucht aber Stabilität und Sicherheit. Dies erreichen Sie durch Wertschätzung seiner Person und Verbindlichkeit in Ihren Aussagen. Alle Teammitglieder sollten an einem Strang ziehen.

Schaffen Sie ein Milieu, in dem der erkrankte Mensch sich angenommen und akzeptiert fühlt. Er hat in seinem Leben schon sehr viel Abneigung erfahren. Von vielen Betroffenen haben sich im Laufe der Jahre Angehörige und Freunde abgewendet. Falls es noch Angehörige und/oder Zugehörige gibt, unterstützen Sie den Bewohner, trotz oft vorhandener Verständigungsschwierigkeiten, den Kontakt zu halten.

> **Tipp**
> Besuchen Sie doch mal ein Psychoseseminar. Dort treffen sich professionell Tätige, Angehörige und Erkrankte zum gemeinsamen Austausch. Veranstaltungsorte finden Sie hier: https://www.trialog-psychoseseminar.de

Wenn erkrankte Menschen das subjektive Gefühl haben, dass es ihnen gut geht, also der Leidensdruck nicht mehr akut ist, kann es sein, dass die Einnahme der Medikamente verweigert wird. Vor allem, wenn die Nebenwirkung als belastend empfunden werden. Verweigert werden können die Medikamente auch, wenn der Mensch mit einer Schizophrenie Vergiftungswahn entwickelt.

Tipp
Bei einer Verweigerung der Medikamente können Sie folgendermaßen vorgehen:
- Geben Sie dem Betroffenen Zeit und bieten Sie die Medikamente später erneut an.
- Lassen Sie den Betroffenen die Medikamente selbst aus der Verpackung nehmen.
- Nehmen Sie die Wünsche des Betroffenen ernst, üben Sie keinen Druck aus.

Auf keinen Fall dürfen die Medikamente »heimlich« in Getränken verabreicht werden. Das gilt strafrechtlich als Körperverletzung!

Für Erkrankte mit einer geringen Compliance kann es sinnvoll sein, dass der Facharzt Depot-Neuroleptika i. m. verabreicht. So kann der Medikamentenspiegel aufrechterhalten werden. Depot-Medikamente werden intramuskulär verabreicht und wirken, je nach Wirkstoff, zwischen zwei und vier Wochen. Achten Sie bitte weiterhin auf die regelmäßigen Besuche beim Facharzt.

Wichtig ▸ **Hohes Suizidrisiko**

Menschen mit einer Schizophrenie haben ein erhöhtes Suizidrisiko! Sie müssen als Pflegekraft immer damit rechnen, dass Medikamente nicht eingenommen, sondern gesammelt werden, um später damit Suizid zu begehen.

Stärken Sie nach Möglichkeit das Selbstwertgefühl des Erkrankten. Loben Sie ihn, wenn er sich an Vereinbarungen hält, wenn er etwa sein Zimmer in Ordnung hält, seine Körperpflege umsetzt und an Beschäftigungen teilnimmt. Für Menschen mit einer Schizophrenie ist das nicht immer einfach.

Bei »Verweigerungen« haben sich »Belohnungen« bewährt, sog. Token. Dazu benötigen Sie Taler oder Jetons o. ä., die für einen bestimmten Wert stehen. Das funktioniert wie folgt:

- Sie vereinbaren mit dem Bewohner, unter welchen Bedingungen er was bekommt. So bekommt er etwa einen Token mit dem Wert X, wenn morgens die Körperpflege stattfindet, fürs Zimmeraufräumen erhält er einen Token mit Wert Y usw.
- Wenn der Bewohner eine bestimmte Summe erreicht hat, kann er den Wert gegen etwas für ihn Erstrebenswertes einlösen. Das kann ein Eis sein, ein Kinobesuch usw.
- Wichtig ist hier, dass Sie klare Absprachen mit dem Bewohner treffen und sich alle Mitarbeiter des Teams daran halten.

Wenn Ihr Bewohner sich zurückzieht und lieber im Bett bleibt, muss das nicht zwingend »nur« Bequemlichkeit sein. Menschen verfügen grundsätzlich über Selbstpflegefähigkeiten. Das bedeutet, Erkrankte haben ein Gespür dafür, was sie gerade brauchen und das kann auch ein Rückzug sein. Eruieren Sie mit der zu pflegenden Person die Gründe. Es kann sein, dass Erkrankte die Bettdecke über den Kopf ziehen, um die Stimmen zu reduzieren, oder dass imperative Stimmen ihnen befehlen, im Bett zu bleiben. Bedenken Sie bitte das Stimmenbarometer: Besprechen Sie mit dem Bewohner, wie stark die Stimmen sind. Wie Sie es von der Schmerzerfassung kennen, erfragen Sie beim Bewohner die Intensität der Stimmen: 0 = keine, 10 = die intensivsten Stimmen.

Ab wann kann sich der Erkrankte nicht mehr gegen seine Stimmen wehren? Ab wann muss gehandelt werden? Diese Zahl muss individuell besprochen werden, das gilt auch für die Maßnahmen.

> **Beispiel** Frau S. und die Stimmen

Bei Frau S. (▶ Kap. 7.1) ist es folgendermaßen: Bis Intensität 6 kann sie noch selbst dagegen steuern, ab 7 müssen die Medikamente sowie ihre Einnahme und Dosierung überprüft werden. Weiterhin müssen Reize reduziert werden, z. B. durch den Rückzug ins Zimmer.
Frau S. reagiert sensibel auf die Erkundigung nach ihren Stimmen (▶ Kap. 7.1). Fraglich ist, ob sie sich »verraten« führt oder ob die Stimmen es ihr verbieten, darüber zu sprechen. Vielleicht trifft auch beides zu. Aus ihrer Reaktion ist abzuleiten, dass Frau S. Vertrauen benötigt, um dieses für sie sensible Thema zuzulassen. Frau S. benötigt klare Strukturen. Sie möchte wie jeder Mensch einbezogen und mit ihren Aussagen akzeptiert werden.

Ebenso können viele Faktoren zum Übergewicht bei Frau S. (▶ Kap. 7.1) geführt haben. Dazu gehören mangelnde Bewegung, Nebenwirkungen der Medikamente, ungesunde Ernährung, Angst, das Haus zu verlassen und dadurch nur über Lieferdienste zu leben – daraus entsteht ein Teufelskreis: Gewichtszunahme führt zu mangelnder Bewegung und mangelnde Bewegung zu weiterer Gewichtszunahme. Ebenso stellt sich in diesem Zusammenhang auch die Frage, welche Rolle die Stimmen dabei haben. Möglicherweise befehlen Sie Frau S. zu essen oder das Essen abzulehnen.

7.6 SIS® für Frau Isolde S.

Lesen Sie bitte vorher das Kapitel Strukturmodell (▶ Kap. 2.2) durch. Schauen Sie sich bitte nochmals das Ausgangsgespräch (▶ Kap. 7.1) an. Bevor Sie sich die beispielhafte SIS® und den Maßnahmenplan anschauen, füllen Sie erst selbst die SIS®[18] aus und erstellen einen exemplarischen Maßnahmenplan.

---

[18] https://www.ein-step.de/schulungsunterlagen/schulungsunterlagen/

Info

Die im Folgenden ausgefüllten Themenfelder und der Maßnahmenplan dienen der Orientierung und nicht zur direkten Übernahme. Jeder Bewohner ist individuell und verdient seine individuelle Planung.

Im Folgenden finden Sie in den Themenfeldern die Dreiteilung PB (Pflegebedürftige), PFE (Pflegefachliche Einschätzung) und VP (Verständigung). Diese Abgrenzung dient dem Verständnis, Sie müssen dies nicht in diesen Grundstrukturen getrennt erfassen. Das Grundprinzip sollte jedoch aufrechterhalten bleiben: **Was sagt der Pflegebedürftige, was schätzen Sie fachlich ein und worauf verständigen Sie sich?** Das sollte in den Themenfeldern stehen. Unter VP steht, was Sie mit der zu versorgenden Person vereinbart haben.

Es sei denn, Sie können mit dem Bewohner, Angehörigen/Betreuer kein Gespräch führen. Dann findet sich in der SIS® ausschließlich Ihre fachliche Einschätzung wieder.

Tab. 9: SIS® für Frau Isolde S.

Was bewegt Sie im Augenblick? Was brauchen Sie? Was können wir für Sie tun?
PB: »*Jetzt bin ich hier. Ich brauche Hilfe. Vor sechs Jahren bekam ich eine Betreuung, das ist ganz ok. Ich weiß, dass ich sonst nicht klarkommen würde. Hat eigentlich viel zu lange gedauert. Immerhin habe auch ich dazu gelernt.* *Kurz vor dem Abitur fing es an. Ich bin von Gott auserwählt, das wurde mir zu diesem Zeitpunkt bewusst. Mal weiß ich es mehr, mal weiß ich es weniger. Ich habe vor vielen Jahren versucht, andere Menschen zu Gott zuführen. Aber das habe ich aufgegeben.*«
Themenfeld 1 – kognitive und kommunikative Fähigkeiten
PB: »*Ja, ja erzählen Sie nur. Ich bin etwas Besonderes. Meine Gedanken werden von höheren Menschen unterstützt.*« **Betreuerin:** »*Frau S. ist seit vielen Jahren erkrankt, ich betreue sie seit sechs Jahren. Sie kann sich nicht gut auf etwas konzentrieren und verliert zunehmend ihre Sprache. Wenn Frau S. ›gute‹ Stunden hat, sagt sie schon einmal, dass sie Stimmen hört, die ihr jedoch verbieten zu sagen, dass es sie gibt. Die Stimmen sagen ihr auch, sie sei etwas Besonderes und schimpfen mit ihr, weil sie es nicht geschafft hat, andere Menschen zu Gott zu führen.*«

PFE: Im Gespräch schaut Frau S. immer wieder nach oben und zur Seite. Vermutlich hört sie Stimmen. Sie reagiert auf die Information der Betreuerin ungehalten und sagt: »*Sie sollen doch nicht darüber reden, sie sind gemein. Die Stimmen sprechen nur mit mir. Lassen Sie mich jetzt in Ruhe. Ich will sie hier nicht mehr. Ich rede nicht mehr mit Ihnen. Lassen Sie mich in Ruhe.*«

Oft fehlt der Antrieb zur Bewegung. Frau S. beteiligt sich am Gespräch, kann jedoch von ihren Stimmen abgelenkt werden. Ebenso kann ihre Entscheidungsfähigkeit durch die Stimmen beeinträchtigt werden.

VP: Sensible Ansprache auf Halluzinationen, Stimmenparameter besprechen und erarbeiten

Themenfeld 2 – Mobilität und Beweglichkeit

PB: »*In der letzten Zeit möchte ich nichts mehr tun, einfach hier sitzen, meine Beine wollen nicht mehr. Nun sitze ich im Rollstuhl und bewege mich kaum.*«

PFE: Frau S. kann sich nur mit Unterstützung aufrichten, Eigenbewegungen der Beine sind nur bedingt möglich. Frau S. kann ihre Sitzposition im Rollstuhl halten. Ihre Arme und Hände kann sie zur Unterstützung einsetzen. Im Bett sowie im Rollstuhl hat sie ausreichende Eigenbewegungen. Sie bewegt sich mit dem Rollstuhl in der Einrichtung selbstständig.

VP: Einsatz Aufstehhilfe, Physiotherapie, Vorstellung beim Facharzt: unklare Genese der Bewegungseinschränkungen, Teilnahme an Bewegungsangeboten der Beschäftigung.

Themenfeld 3 – krankheitsbezogene Anforderungen und Belastungen

PB: »*Die Therapeuten sagen ich sei krank. Wahrscheinlich ist das so.*«

Betreuerin: »*Frau S. ist seit vielen Jahren an einer paranoiden Schizophrenie erkrankt. Sie ist zugänglich für therapeutische Maßnahmen, das heißt, sie geht alle vier Wochen zu ihrem Psychiater und nimmt unter Aufsicht ihre Medikamente. Wichtig ist die regelmäßige Einnahme der Tabletten, sie darf nicht überfordert werden, erlebt sie Stress, nehmen ihre Symptome zu.*«

PFE: Medikamentenmanagement, Kontrolle der Einnahme, für ruhiges, stressreduziertes Milieu sorgen

VP: Tagesstruktur festlegen und einhalten, Frau S. meldet sich bei Veränderungen ihrer Stimmung. Stress beschreiben und reduzieren/vermeiden.

Themenfeld 4 – Selbstversorgung

PB: »*Ich kann mich nicht mehr richtig waschen und anziehen und habe schon lange nicht mehr geduscht. Manchmal sind meine Hautfalten richtig rot. Zur Toilette kann ich nicht mehr allein, der Stuhlgang ist nicht immer einfach. Ich bin so fett geworden.*«

Betreuerin: »*Sie bestellt nur noch Pizza, Burger, Süßes und Cola. Man kann zusehen, wie sie zunimmt. Beim letzten Wiegen wog sie, bei einer Größe von 160 cm, 130 kg.*«

PFE: Motivations- und Unterstützungsbedarf bei den Verrichtungen des täglichen Lebens. Körpernahe Pflege: Unterkörper, Beine und Intimbereich im Bett. Intimbereich vorn durch Frau S., hinten durch PP. Restliche Körperpflege im Badezimmer, Materialien bereitstellen. Frau S. meldet sich zu Toilettengängen, zur Sicherheit benutzt sie eine Slipeinlage. Frau S. entscheidet, was sie essen möchte, ist jedoch zu einer kalorienreduzierten Ernährung bereit. Zur Obstipationsprophylaxe trinkt sie Buttermilch.

VP: Täglich körpernahe Pflege, 1 x wöchentlich duschen und Haare waschen. Ausscheidung: Sie meldet sich bei Bedarf (abhängig erreichte Kontinenz), Obstipationsprophylaxe, Ernährungsmanagement, Teilnahme an der Kochgruppe als Beschäftigungsangebot.

Themenfeld 5 – Leben in sozialen Beziehungen

PB: »Ich habe eine vier Jahre ältere Schwester. Zu ihr, so wie mit anderen Familienmitgliedern, habe ich keinen Kontakt mehr. Seit der Diagnose vor vielen Jahren wurden die Freunde immer weniger und irgendwann wandte sich die Familie ab. Ich bin so hilflos geworden und fühle mich so allein. Können Sie mich mal drücken?«

PFE: Frau S. lebte allein. Sie möchte im Gespräch in die Arme genommen werden. Sie schaut gerne Fernsehen.

VP: Unterstützung bei der Kontaktaufnahme zu Mitbewohnern. Teilnahme an Beschäftigungsangeboten, Themen wählt sie aus.

Themenfeld 6 – Wohnen/Häuslichkeit

PB: »Ich bin so hilflos und habe nichts mehr. Meine Wohnung wird entrümpelt.«

Betreuerin: »Ich kümmere mich um die Wohnungsauflösung. Es bleibt ein Sessel übrig, ein paar Bilder und der Fernseher.«

PFE: Frau S. benötigt Unterstützung zur Eingewöhnung.

VP: Milieugestaltung des Zimmers

Erste fachliche Einschätzung der für die Pflege und Betreuung relevanten Risiken und Phänomene (Matrix)

Die SIS® endet mit der Matrix, die hier außer Acht gelassen wurde. Überlegen Sie sich bitte trotzdem, welche pflegerelevanten Risiken Frau S. hat.

7.7 Maßnahmenplan für Frau Isolde S.

Grundbotschaft
Bei Frau S. ist Stress zu vermeiden. Sie hört Stimmen, nur sensible Ansprache über Stimmenbarometer, ab Stärke 7 greift der hinterlegte Plan zur Reizreduzierung. Medikamentengabe unter Aufsicht. Frau S. sitzt im Rollstuhl und fährt damit in der Einrichtung selbstständig.

Tab. 10: Maßnahmenplan für Frau Isolde S.

Zeitfenster	
08:00–09:00	Frau S. bekommt die Beine, Füße und das Gesäß im Bett gewaschen. Frau S. kann nur geringe Anteile der Pflege durchführen, sie wäscht sich nur den vorderen Intimbereich. Auf Wunsch wird zur eigenen Sicherheit eine Vorlage in die Unterhose gelegt. Hautpflege mit eigener Lotion. Kleidungswahl trifft Frau S. selbst. Unterkörper mit Hilfe von PP ankleiden. Mit Einsatz der Aufstehhilfe wird Frau S. in die aufrechte Position gebracht. Sie muss erhebliche Kraft aufwenden, um sich umzusetzen, Mithilfe ist kaum möglich. Sie sitzt im Rollstuhl und wird ins Badezimmer gebracht. Toilettengang mit Transferbrett vom Rollstuhl zur Toilette und zurück. Frau S. kann sich bei den Toilettengängen nur minimal beteiligen. Sie unterstützt den Transfer mit der Kraft ihrer Arme. Die Vorlagen müssen von PP gewechselt werden. Frau S. meldet sich bei Bedarf zusätzlich, ihr wird zu den besprochenen Zeiten ein Toilettengang angeboten. Sie wird mit dem Rollstuhl vors Waschbecken gesetzt, der Rücken wird von PP gewaschen und eingecremt. Vorderer Körper, Gesichts-, Mund- und Haarpflege führt Frau S. nach Bereitstellen der Utensilien selbstständig durch. Frau S. wird darauf hingewiesen, auf Hautrötungen, gerade im Bauch- und Brustbereich, zu achten und sich gut abzutrocknen. Ihre Kleidung sucht sie sich selbst aus. Sie kann sich nur begrenzt anziehen. Die Abläufe sind einzuhalten. Frau S. wird nach ihrer Stimmung und nach der Intensität der Stimmen gefragt. Bis Intensität 6 bleiben die Abläufe wie beschrieben. Ab Intensität 7 greift der hinterlegte Plan zur Reizreduzierung. 1 x wöchentlich bekommt Frau S. Unterstützung beim Duschen. Statt im Rollstuhl wird sie mit dem Duschstuhl in die Dusche gefahren. Frau S. kann nur einen stark begrenzten Teil der Pflege durchführen, sie wäscht sich beim Duschen den vorderen Oberkörper.

Zeitfenster	
09:00–10:00	Frühstück – Frau S. sagt, was sie essen möchte, gemäß der Absprache kalorienreduziert. Buttermilch zur Unterstützung der Verdauung. Medikamentengabe unter Aufsicht.
10:00–11:00	Toilettengang wie beschrieben. Frau S. zieht sich bis zum Mittagessen in ihr Zimmer zurück. Die Ruhe ist für sie wichtig.
11:00–12:00	Teilnahme an der Beschäftigung, vorrangig Bewegungsangebote. Spaziergänge mit Rollstuhl.
12:00–13:00	Mittagessen – Frau S. sagt, was sie essen möchte. Lt. Absprache ist die Kost kalorienreduziert.
13:00–14:30	Toilettengang wie beschrieben. Frau S. zieht sich in ihr Zimmer zurück, möchte in Ruhe fernsehen.
14:30–16:00	Kaffeetrinken – Frau S. möchte nicht auf Kuchen verzichten und sitzt noch gern mit Mitbewohnern zusammen. Toilettengang wie beschrieben.
16:00–18:00	Beschäftigungsangebot und anschließend Rückzug ins Zimmer.
18:00–19:00	Abendessen – Frau S. sagt, was sie essen möchte. Bevorzugt leichte Kost. Medikamentengabe unter Aufsicht.
19:00–20:00	Toilettengang wie beschrieben. Frau S. wäscht sich im Badezimmer Oberkörper vorn, Gesicht-, Mund- und Haarpflege. Utensilien müssen bereitgestellt werden. Stimmung wird erfragt.
20:00–08:00	Frau S. schaut Fernsehen. Sie meldet sich bei Bedarf. Zweimal in der Nacht wird ein Kontrollgang durchgeführt, mehr möchte sie nicht, sie fühlt sich sonst im Schlaf gestört, der für sie wichtig ist. Sie versichert, sich bei Bedarf zu melden. Bei Veränderungen der Stimmung oder Stimmparameter über 7 greift der separate Plan zur Reizreduzierung.

Weitere Handlungen und Dokumentation:
- Beratungen: Ernährungsmanagement, Obstipationsprophylaxe, Stimmparameter mit Maßnahmen, Stresspegel und Tagesstruktur
- Vorstellung/Anmeldung: Physiotherapie, Facharzt bzgl. Bewegungseinschränkung
- Terminvereinbarung: 4-wöchentlicher Arztbesuch/Psychiater

8 Depressive und manische Störungen

»Himmelhoch jauchzend, zu Tode betrübt«. Das ist zwar ein Zitat von Goethe, aber es bringt die bipolare Störung auf den Punkt. Depressive und manische Störungen werden als affektive Störungen bezeichnet. Zugrunde liegt eine krankhafte Veränderung der Stimmung, entweder als gedrückte Stimmung bei der Depression oder als gehobene Stimmung bei der Manie.

Die Störung ist eine Erkrankung, die in Phasen auftritt. Die Phasen können mehrmals im Leben auftreten, der Wechsel kann sehr unterschiedlich sein. Es ist nicht so, dass eine depressive Phase von einer manischen Phase abgelöst wird. Zwischen den Phasen ist alles (fast) normal. Es können Wochen bis Monate, sogar Jahre vergehen, bis die nächste Phase auftritt. Treten die Phasen schnell hintereinander auf, spricht man vom Rapid Cycling.

Tritt nur eine Phase auf, z. B. eine depressive, wird von unipolarem oder monopolarem Verlauf der Erkrankung gesprochen. Treten auch manische Phasen auf, spricht man von einer bipolaren Störung.

Beide Bereiche, depressiv und manisch, können auch einen leichteren Verlauf nehmen. Menschen mit einer leichten manischen Phase gehen in der Regel nicht zum Arzt. Sie fühlen sich einfach gut. Im »Vollbild« der Manie gehen sie jedoch meistens auch nicht zum Arzt, werden jedoch für das Umfeld oft zu »anstrengend« und müssen meistens gegen ihren Willen in eine Klinik.

Info

Treten schizophrene Symptome und Symptome der Depression bzw. Manie gleichzeitig auf, spricht man von einer schizoaffektiven Störung.

8.1 SIS®-Gespräch mit Herrn Uwe D.

Sie führen mit Herrn D. und seinem Betreuer Herrn M. das SIS®-Gespräch. Sie informieren beide über den Sinn und Zweck des Gesprächs. Dass Sie nämlich nicht neugierig sind, sondern dass Sie gemeinsam besprechen und planen möchten, wie Herr D. gut in seiner neuen Umgebung ankommen kann. Ebenfalls informieren Sie beide Männer darüber, wie viel Zeit Ihnen für das Gespräch zur Verfügung steht.

Sie stellen die Ausgangsfrage, wie es Herrn D. damit geht, in Ihrer Einrichtung zu sein und ob er sich kurz vorstellen würde.

Herr D. spricht leise und langsam, er schaut oft auf den Boden und sein Erscheinungsbild wirkt ungepflegt.

»Ich bin Herr D. und wurde im Dezember 1940 geboren. Ich bin das einzige Kind, meine Mutter hat mich bis zum dritten Lebensjahr allein versorgen müssen, meinen Vater habe ich nicht kennengelernt, er ist im Krieg geblieben. Als ich drei Jahre alt war, heiratete meine Mutter den Bruder meines Vaters. Ich kann mich nicht daran erinnern, ob sie glücklich waren. Mein Stiefvater und ich, naja, es gab immer mal Prügel, aber wir waren versorgt und mussten nicht hungern und hatten eine Wohnung. Er hat mir oft gesagt, ich sei ein Klotz am Bein und nichts wert. Aber ich schweife ab, dass wollen Sie bestimmt nicht wissen. Ich habe nie geheiratet und lebte in meiner kleinen Wohnung allein. Ich habe KFZ-Mechaniker gelernt und wurde nach der Ausbildung zur Bundeswehr eingezogen und bin dort als Berufssoldat geblieben. Als meine Zeit vorbei war, kam ich mit mir selbst allein am besten klar. Im Laufe der Jahre hatte ich immer wieder Zeiten, an denen es mir besonders schlecht ging. Aber es gab auch Zeiten, wenn auch wenige, da fühlte ich mich richtig gut. Ich bin durch Diskotheken gezogen, habe Frauen ›aufgerissen‹, brauchte kaum Schlaf und habe mich völlig verschuldet. Ich wurde irgendwann gegen meinen Willen in eine psychiatrische Klinik eingewiesen.

Dort bekam ich die Diagnose bipolare Störung. Ich habe vermehrt depressive Phasen und wenig manische Phasen. Eigentlich schade, denn dann fühlte ich mich als etwas Besonderes«.

Sie besprechen mit Herrn D. woran er merkt, dass eine Phase eintritt.

»Gegenwärtig ziehe ich mich zurück, bin depressiv und kümmere mich um nichts mehr, schon seit Wochen. Ich glaube, ich komme da nicht mehr raus. Ich schaffe nichts mehr. Zu Hause sitze ich nur auf dem Sofa, ich wasche mich nicht mehr. Ich fühle mich müde und gehe früh ins Bett und kann doch nicht schlafen. Am besten hilft mir warme Milch oder Entspannungsmusik. In den letzten drei Monaten habe ich bestimmt 10 kg abgenommen, ich möchte nichts mehr essen.

Der ambulante Dienst kam einmal wöchentlich zum Duschen. Den Schwestern fiel auf, dass sich der Müll und das bestellte Essen auf Rädern bei mir stapelten. Früher habe ich gerne Brötchen gegessen, die waren für mich immer was Besonderes. Weil, als Kind gab es so etwas nicht. Am liebsten mit Rübenkraut. Eigentlich mochte ich mal alles gerne essen«.

Sie verständigen sich mit Herrn D. darauf, dass er morgens geweckt und zur Körperpflege motiviert wird. Er möchte keine Körperlotion. Des Weiteren werden Sie noch ein ausführliches Beratungsgespräch mit ihm über seine Ernährung führen. Er ist damit einverstanden, dass für fünf Tage aufgeschrieben wird, was er am Tag isst und trinkt.

»Ich vergesse meine Tabletten zu nehmen. Ich war auch schon lange nicht mehr beim Arzt. Wie sollte ich denn auch die Wohnung verlassen? Ich kann nur noch mit dem Rollator gehen, ich bin in der Wohnung auch schon zweimal gestürzt. Zum Glück ist nicht viel passiert. Jetzt gehe ich nur noch sehr langsam«.

Sie verständigen sich mit Herrn D., dass das Medikamentenmanagement von der Einrichtung übernommen wird sowie über eine Vorstellung beim Psychiater. Sie informieren Herrn D. über sein Sturzrisiko und über entsprechende Maßnahmen, um einen weiteren Sturz zu vermindern bzw. Sturzfolgen zu minimieren. Sie informieren Herrn D. über die Teilnahme an den Beschäftigungsangeboten des Bewegungs- und Balancetrainings sowie über die Kontaktaufnahme zu einem Physiotherapeuten.

»Ich habe einen Betreuer, eigentlich seit meinem finanziellen Ruin, er regelt meine Geldangelegenheiten. Wir müssen daran aber unbedingt etwas ändern. Aber, dann frage ich mich wieder, wieso, ich bin doch nichts wert. Deshalb ist es gut, jetzt bei Ihnen zu sein«.

Der Betreuer: »Ich kümmere mich seit Jahren um Herrn D., der ein entfernter Verwandter ist. Es liegt ein Antrag beim Amtsgericht vor, sodass ich für alle Aufgabenbereiche zuständig sein werde. Mit Einverständnis von Herrn D. regele ich bereits jetzt alles Wichtige.«

Der Betreuer bestätigt den depressiven Zustand von Herrn D., dass er sich ohne Motivation nicht wäscht, die Kleidung nicht wechselt bzw. wenig isst.

»Früher interessierte sich Herr D. für Autos, ebenso für Waffen. Jetzt interessiert er sich für nichts mehr.«

Sie informieren Herrn D. über Ihre Beschäftigungsangebote und dass Mitarbeiter der Beschäftigung mit ihm Kontakt aufnehmen werden.

Der Betreuer: »In einer manischen Phase hat er mal einen Porsche kaufen wollen. Auch wenn es im Moment nicht so scheint, aber in der manischen Phase erkennen Sie Herrn D. nicht wieder.«

Herr D. ergänzt: »Oh ja, dann bin ich gut drauf. Ich rede dann ohne Punkt und Komma. Früher, als ich noch richtig laufen konnte, war ich natürlich aktiver. Aber in der Manie habe ich viel Kraft, ich weiß nicht, wo sie dann herkommt. Oft bin ich dann gereizt und nehme keine Medikamente. Es darf mir dann auch keiner zu nahe kommen, ich fühle mich dann sehr schnell gegängelt und reagiere gereizt«.

Sie besprechen in den nächsten Tagen, wie der Wechsel der Phasen verläuft und wie gemeinsam mit Herr D. dagegen gesteuert werden kann.

 Übung

Ihre Expertise
- Wie sieht Ihre fachliche Einschätzung aus?
- Worauf verständigen Sie sich mit Herrn D.?

8.2 Depressive Phase

8.2.1 Definition

Bei einer depressiven Phase sind Stimmung und Antrieb reduziert, die Ausnahme ist die agitierte (unruhige) Form der Depression. In der depressiven Phase steht eine gedrückte Stimmung im Vordergrund (Depression stammt vom lat. deprimere = herunter-, niederdrücken).

> **Wichtig**
>
> Es besteht eine hohe Suizidgefahr!

8.2.2 Häufigkeit und Verlauf

Das Verhältnis Frauen : Männer beträgt 2 : 1. Gemäß statista beträgt die Lebenszeitprävalenz bei Frauen 19,8 und bei Männern bei 8,8 %[19]. Oft versuchen erkrankte Menschen, sich selbst zu helfen oder ignorieren ihre Symptome. Die Depression verläuft in Phasen. Eine Phase kann schleichend oder plötzlich auftreten. Sie kann auch einen chronischen Verlauf nehmen.

---

[19] Vgl. https://de.statista.com/statistik/daten/studie/260446/umfrage/praevalenz-von-depressionen-nach-geschlecht-und-sozialem-status/

Depressive Erkrankungen treten häufig mit anderen Erkrankungen auf. Dazu gehören Angst- und Zwangsstörungen, Demenzen, Abhängigkeiten, Persönlichkeitsstörungen, Essstörungen, aber auch somatische Erkrankungen (z. B. Apoplex).

8.2.3 Ätiologie – Pathogenese

Die ICD-10 teilt die Depression in leichte, mittlere und schwere Depression. Wie bei den meisten psychischen Störungen wird auch bei der Depression von einem multifaktoriellen Geschehen ausgegangen. Diskutierte Ursachen sind:
- Genetische Faktoren
- Neurobiologische Aspekte, z. B.
    - Erniedrigter Serotoninspiegel
    - Reduziertes Reiz-/Reaktionsmuster
    - Erhöhter Cortisolspiegel
- Hirnveränderungen, z. B. Ventrikelerweiterungen
- Chronobiologie
    - Saisonale Rhythmik, im Herbst/Winter
- Körperliche Erkrankungen, z. B.
    - Apoplex, Koronare Herzerkrankungen
    - Diabetes mellitus, Schilddrüsenerkrankungen
    - M. Parkinson
- Psychologische Faktoren, z. B.
    - Kritische Lebensereignisse
    - Traumata
    - Stress
    - Erlernte Hilflosigkeit
- Persönlichkeitsfaktoren
    - »Typus melancholicus«
- Psychosozial-gesellschaftliche Aspekte
- Psychodynamisch-psychoanalytisches Modell
    - Störungen zu Bezugspersonen
    - Verluste

- Kognitives Modell
  - Negativspirale des Denkens und der Wahrnehmung über die eigene Person
- Lerntheoretisches Modell
  - Fehlen von positiven Rückmeldungen

Info
Die ICD-11 stellt die Ausprägungen der Symptome stärker in den Vordergrund. Als Hauptkriterien werden eine depressive Stimmung, der Verlust von Freude und Interesse beschrieben. Weitere Nebenkriterien sind Gefühle von Wertlosigkeit, Schlafstörungen, Konzentrationsstörungen, Hoffnungslosigkeit, Appetitstörungen, reduzierter Antrieb, reduzierte Energie, wahlweise eine Gehemmtheit oder psychomotorische Unruhe.

Es werden verschiedene Formen beschrieben, die entsprechende Leitsymptome zeigen:
- Involution- bzw. Spätdepression
  - meist erst nach dem 45. Lebensjahr
- Altersdepression
  - oft erst nach dem 60. Lebensjahr bzw. nach Renteneintritt oder Einzug in eine Einrichtung
- Erschöpfungsdepression
  - oft nach langjährlichen Belastungen
- Anankastische Depression
  - im Vordergrund stehen Grübelzwang oder Zwangssymptome
- Gehemmte Depression
  - im Vordergrund steht eine Antriebs-und Denkhemmung

- Agitierte Depression
  - im Vordergrund steht eine innere Unruhe

> **Wichtig**
>
> Verwechseln Sie die Unruhe bei einer agitierten Depression bitte nicht mit einem biografisch begründeten Bewegungsdrang im Rahmen einer Demenz und auch nicht mit einer Unruhe, die durch Neuroleptika ausgelöst wird.

- Larvierte Depression (somatische Form)
  - im Vordergrund stehen körperliche Symptome wie Schmerzen oder Organbeschwerden

8.2.4 Symptome

Zu den führenden Symptomen einer Depression gehören eine gedrückte, depressive Stimmung, ein verlangsamtes Denken, ein reduzierter Antrieb und/oder körperliche Symptome.

Herr D.: »*Ich bin depressiv und kümmere mich um nichts mehr.*« (▶ Kap. 8.1)

Im Gespräch: Herr D. spricht leise und langsam.

Erkrankte Menschen beschreiben ein Interessenverlust und Freudlosigkeit (Anhedonie).

Herr M.: »*Jetzt interessiert er (Herr D.) sich für nichts mehr.*« (▶ Kap. 8.1)

Als sehr belastend wird das Gefühl der Gefühllosigkeit empfunden. Weiterhin zeigen sich formale Denkstörungen, die sich in einer Einsilbigkeit äußern. Die erkrankten Menschen wirken wortkarg. Sie berichten von einem Hang zum Grübeln, dem fortwährenden Kreisen der Gedanken um ein bestimmtes Thema.

> **Wichtig**
>
> Vorhandene Konzentrations- und Merkfähigkeitsstörungen können im Alter schnell zu einem Verdacht in Richtung einer demenzieller Erkrankung führen.

Herr D.: »*Ich vergesse meine Tabletten zu nehmen.*« (▶ Kap. 8.1)

Der reduzierte Antrieb kann sich im Extremfall als depressiven Stupor zeigen. In diesem Zustand verharrt der erkrankte Mensch bewegungslos. Er kann auf Aufforderungen nur bedingt reagieren.

Herr D.: »*Zu Hause sitze ich nur auf dem Sofa, ich wasche mich nicht mehr.*« (▶ Kap. 8.1)

Weiterhin fühlen sich viele Erkrankte müde, ein Großteil beklagt Schlafstörungen und/oder den Verlust des Appetits. Dies kann zu einem Gewichtsverlust führen.

Herr D.: »*Ich fühle mich müde und gehe früh ins Bett und kann doch nicht schlafen. In den letzten drei Monaten habe ich bestimmt 10kg abgenommen, ich möchte nichts mehr essen.*« (▶ Kap. 8.1)

> **Wichtig**
>
> Menschen mit einer depressiven Erkrankung sehen für sich häufig keine Zukunft mehr. Sie fühlen sich hoffnungslos und möchten nicht mehr leben.
>   Bitte klären Sie immer eine Suizidalität ab. Ihr Bewohner muss dann, im extremen Fall auch gegen seinen Willen, in eine psychiatrische Klinik.

Als inhaltliche Denkstörungen können sich Wahnideen zeigen, meist treten sie als Verarmungswahn, Versündigungswahn, Schuldwahn, Nihilistischer Wahn oder weiteres auf. Nicht immer ist der Antrieb reduziert, bei der agitierten-ängstlichen Depressionen steht eine ängstliche Unruhe im Vordergrund. Körperliche Symptome, wie z. B. Schmerzen werden bei der larvierten Depression beschrieben. Es besteht eine Gefahr, dass die »depressiven« Symptome übersehen werden. Mögliche körperliche Symptome sind (von Kopf bis Fuß):

- Kopfschmerzen
- Schwindel
- Atembeschwerden
- Herzbeschwerden
- Magen-Darm-Beschwerden
- Rückenschmerzen
- Unterleibbeschwerden (Genital/Blase)

 Übung

Wechseln Sie die Perspektive
Stellen Sie sich bitte Folgendes vor: Sie sitzen in einer für Sie fremden Umgebung. Jemand ist gerade in Ihrer Wohnung/Haus. Er räumt dort alles aus, schmeißt alles Mögliche weg, was Sie seiner Ansicht nach vermeintlich nicht mehr brauchen und reduziert Ihr Leben schließlich auf zwei gefüllte Koffer, einen Ohrensessel und ein paar Bilder für die Wand. Sie müssen sich in der fremden Umgebung zurechtfinden und viele fremde Menschen erzählen ihn nun, was und wie Ihr Leben künftig verlaufen wird.

Wie würden Sie sich fühlen?
Es ist verständlich, dass sich bei einem Umzug in ein Pflegeheim depressive Symptome einstellen. Daher ist es sehr wichtig, dass Sie den Menschen gut begleiten und ihn fragen, wie es ihm damit geht und was Sie für ihn tun können.

8.3 Manische Phase

Wie Sie gelesen haben (▶ S. 85), handelt es sich bei den biopolaren Störungen um ein Krankheitsbild, welches sich in Stimmungswechseln zeigt. Depressive und manische Phasen wechseln sich ab. Jetzt lernen Sie die manische Phase kennen.

8.3.1 Definition

Die manische Phase zeichnet sich durch eine inadäquate gehobene Stimmung aus.

Herr D.: »*Ich fühlte mich als etwas Besonderes.*« (▶ Kap. 8.1)

8.3.2 Häufigkeit und Verlauf

Rein manische Phasen sind bedeutend weniger zu finden als manische Phasen einer bipolaren Störung.

8.3.3 Ätiologie – Pathogenese

Die Manie ist ebenfalls multifaktoriell bedingt. Ebenfalls wie bei der Depression beschrieben, spielt die genetische Disposition, sowie neurobiologische und psychosoziale Faktoren die gleiche Rolle.

8.3.4 Symptome

Im Vordergrund der Manie steht eine inadäquate gehobene Stimmung (Euphorie). Der Antrieb ist gesteigert und die Sprache schnell: Logorrhoe.

Herr D.: »*Ich rede dann ohne Punkt und Komma.*« (▶ Kap. 8.1)

Betroffene lassen sich schnell ablenken und springen gedanklich von »Hölzchen auf Stöckchen«.

Wenn Sie meiner Generation angehören, kennen Sie noch Dieter Thomas Heck und Gisela Schlüter. Die beiden konnten schnell reden, aber im Vergleich zur Logorrhoe war das noch langsam. Betroffene Menschen sind sehr schnell ablenkbar und lassen sich irritieren. Sie kommen auf viele Ideen, können jedoch nichts umsetzen bzw. sind die Ideen bizarr und teilweise von Größenwahn (Wahnideen) geprägt. Als typische inhaltliche Denkstörungen (Wahn) zeigt sich der Größenwahn. Schauen Sie sich den Film »Mr. Jones« mit Richard Gere an. Er ist davon überzeugt, fliegen zu können. Das Denken ist beschleunigt (Ideenflucht). Der Antrieb ist gesteigert, es zeigt sich ein erhöhter Bewegungs- und Tatendrang. Am Vormittag wird noch eine Fischzucht für seltene Fische eröffnet und am Nachmittag eine Galerie.

Herr D.: »*In der Manie habe ich viel Kraft, ich weiß nicht, wo sie dann herkommt.*« (▶ Kap. 8.1)

Das Schlafbedürfnis ist reduziert. Betroffene Menschen sind enthemmt, sie verlieren ein Gefühl für Nähe und Distanz. Das kann sich auch in einer gesteigerten Ausübung der Sexualität zeigen.

Herr D.: »*Ich bin durch Diskotheken gezogen, habe Frauen ›aufgerissen‹.*« (▶ Kap. 8.1)

Ebenso besteht eine Gefahr des finanziellen Ruins. In einer manischen Phase kaufen Betroffene Autos, Häuser, Gemälde oder anderes.

Herr D.: »*Ich habe mich völlig verschuldet.*«

Herr M.: »*In einer manischen Phase hat er mal einen Porsche kaufen wollen.*« (▶ Kap. 8.1)

Eine Betreuung ist dringend anzuraten.

Erkrankte brauchen wenig Schlaf, nach zwei bis drei Stunden Ruhe sind sie ausgeschlafen und zu neuen Taten bereit.

Herr D.: »*Ich brauchte kaum Schlaf.*« (▶ Kap. 8.1)

Bei sexuell aktiven Menschen ist eine Hypersexualität zu beobachten. Sie verhalten sich aufreizend und verbal anzüglich. Da meistens, v. a. in der akuten Phase, keine Krankheitseinsicht besteht, reagieren betroffene Menschen oft gereizt und feindselig. Sie fühlen sich unverstanden.

Meistens besteht keine Krankheitseinsicht.

Herr D.: »*Oft bin ich dann gereizt und nehme keine Medikamente. Es darf mir dann keiner zu nahe kommen, ich fühle mich dann sehr schnell gegängelt und reagiere gereizt.*« (▶ Kap. 8.1)

8.4 Pflege und Beschäftigung

Jeder hat mal einen »Depri-Tag«! Das sind Tage, an denen wir uns lustlos fühlen, uns schlecht motivieren können und am liebsten auf der Couch liegen bleiben möchten. Das sind die Tage, an denen Sie keine Lust zum Walking gehabt haben, Ihre Freundin Sie jedoch überredete und hinterher waren Sie froh, dass Sie mitgegangen sind. Das ist keine Depression!

Bei einer Depression als Krankheitsbild geht es nicht darum, dass ein Mensch nicht aktiv sein **möchte**. Ein Mensch mit einer Depression **kann** nicht aktiv sein. Empfehlungen wie »Machen Sie einfach mal was, dann geht es Ihnen besser« sind für Menschen mit einer depressiven Erkrankung nicht hilfreich. Ebenso sollten sie nicht hören müssen, dass »alles wieder gut wird.« Auch wenn es noch so gut gemeint ist, für den Betroffenen sind das Floskeln, die nicht helfen.

Besprechen Sie mit dem Bewohner seinen Tagesablauf und klären Sie gemeinsam mit ihm die Abläufe. Erstellen Sie mit ihm, falls die Möglichkeit noch besteht, einen Wochenplan – gerade für die Beschäftigungsangebote. Wenn der Bewohner noch gut lesen kann, geben Sie ihm ruhig einen schriftlichen Plan. Das kann für viele Betroffene wie ein Anker sein. Zwingen Sie niemanden, unbedingt aktiv zu werden. Besprochene Maßnahmen und Routinen sind nach Möglichkeit einzuhalten. Jedoch kann es trotzdem zur Ablehnung kommen. Ist das der Fall, dokumentieren Sie dies bitte mit den entsprechenden Gründen.

Wenn ein Bewohner nicht mehr mit Ihnen sprechen können, überlegen Sie, wie er handeln würde, wenn er es noch könnte. Wichtig ist, dass die von Ihnen gewählten Routinen eingehalten werden.

> **Wichtig**
>
> Bitte überfordern Sie nicht, aber unterfordern Sie auch nicht! Nicht alles, was der Bewohner früher gern gemacht hat, muss jetzt unbedingt eine gute Wahl sein. Der Erkrankte kann evtl. die Erfahrung machen, dass selbst Vertrautes nicht mehr möglich ist. Oder er wurde früher eher zu etwas gezwungen und hatte nicht wirklich eigenes Interesse daran.
> Und bitte: Nicht jede Frau hat im Alter Lust darauf, Kartoffeln zu schälen.

Im Rahmen der Beschäftigungsangebote sollte der Bewohner evtl. »kleine« Aufgaben übernehmen. Loben Sie den Betroffenen. Überlegen Sie, wie Sie sein Selbstwertgefühl stärken können. Motivieren Sie ihn, jedoch bitte nicht »überreden«.

Der Rückzug ist zu akzeptieren, auch wenn das manchmal schwer auszuhalten ist. Oft kann es schon sehr wichtig sein, als Pflegekraft einfach da zu sein. Es gibt nicht immer für alles eine Lösung. Falls der erkrankte Mensch anfängt zu erzählen, hören Sie zu, auch wenn seine Sprache langsam und gedrückt ist. Sollten Sie eine eigene »Ohnmacht« spüren, ist das in Ordnung. Als empathischer Mensch sind Sie mitfühlend. Achten Sie also auch auf sich.[20] Es kann sehr anstrengend sein, Menschen mit einer Depression zu begleiten.

Besonders zu beobachten sind die Nahrungs- und Flüssigkeitsaufnahme sowie die Schlafqualität und der Antrieb. Viele Erkrankte haben wenig Appetit und nehmen oft einige Kilos ab, auch das Trinken wird vergessen. Lieblingsspeisen und -getränke können hilfreich sein. Doch wenn der Bewohner jeden Tag diese Angebote bekommt, sind es irgendwann keine Lieblingsspeisen mehr. Eine Motivation zum gemeinsamen Zubereiten kann vielleicht helfen.

Alternativfragen können in der akuten Phase nicht immer beantwortet werden. Stellen Sie daher nicht die Frage: »Möchten Sie Mineralwasser oder Saft?«, sondern eher: »Darf ich Ihnen etwas Saft einschenken?«. Legen Sie kleine Portionen auf den Teller, damit der Erkrankte nicht mit von der schieren Menge überfordert wird. Grundsätzlich sagen sehr viele ältere Menschen oft, »nicht so viel!« Nachlegen können Sie immer noch, das gilt auch für Getränke.

Des Weiteren müssen Sie die Medikamenteneinnahme bedenken. Eine regelmäßige Einnahme kann die Stabilität des Antriebs und der Stimmung unterstützen. Viele Antidepressiva führen aber zu unerwünschten Wirkungen, dazu kann auch eine Gewichtszunahme zählen. Unterstützen Sie Ihren Bewohner dabei, Rücksprache mit dem Arzt zu führen.

Viele Menschen mit einer Depression klagen oft über körperliche Beschwerden. Dazu gehören Schwindelgefühle und Herzbeschwerden. Nehmen Sie den Bewohner ernst.

Bleiben Sie mit den Erkrankten im Kontakt, signalisieren Sie ihm immer wieder, dass Sie da sind. Für Ihren Bewohner ist es sehr schwer, sich für eine Tätigkeit zu entscheiden, mit etwas zu beginnen oder es durchzuhalten. Sie brauchen viel Zeit und immer wieder Motivation und Zuspruch. Beachten Sie bitte, dass die depressive Verstimmung und die Antriebshemmung am

---

[20] Vgl. Stöcker M (2022a): Der Anti-Stress Ratgeber für Pflege- und Betreuungskräfte. Schlütersche, Hannover

Morgen intensiver ausgeprägt sein können. Berücksichtigen Sie dies bei den Planungen der Angebote. Ihr Bewohner hat vielleicht am Nachmittag mehr Kraft für die Teilnahme.

Die körpernahe Versorgung sollte gemäß der Regeln der Basalen Stimulation® stattfinden. Das bedeutet, der Waschlappen wird in Haarwuchsrichtung geführt, ebenso das Abtrocknen und das Eincremen mit einer Lotion. Diese Vorgehensweise hat nichts mit einer Zeiteinsparung zu tun, sondern mit der entsprechenden Haltung der Pflegeperson. Ob ein Waschlappen hin und her oder von oben nach unten geführt wird, ist keine Frage der Zeit, sondern eine Frage der Haltung. Berufsgruppenübergreifend sollte diese Möglichkeit der Körperwahrnehmung auch im Rahmen der Beschäftigungsangebote weitergeführt werden. Eine Unterarm- oder Handmassage unterstützt den Bewohner dabei, sich zu fühlen, gleichzeitig wird bei einer angenehmen Berührung das Hormon Oxytocin ausgeschüttet, welches das Wohlbefinden erhöhen kann.

Auch wenn der Bewohner sich zurückzieht und viel im Bett liegt, ist es kein Widerspruch, ihm Entspannungsangebote anzubieten. Bedenken Sie, dass der Schlaf oft gestört ist und der Erkrankte sein Dasein als anstrengend erlebt. Bieten Sie ihm Entspannungsmusik an. Auch Düfte können sehr wohltuend sein. Erarbeiten Sie mit dem Bewohner ein Schlafritual. Ergänzend zu den beschriebenen Möglichkeiten bieten sich Fußbäder oder ein Glas warme Milch an.

Ein weiteres Angebot können Hörbücher sein, selbstverständlich auch das Hören der Lieblingsmusik.

Vermeiden Sie bei Menschen, die Schlafstörungen haben, einen Mittagsschlaf, es sei denn sie bestehen darauf. Lassen Sie dem Bewohner auch seine Rückzugsmöglichkeiten.

Tipp
Achten Sie auf die Helligkeit. Sie kennen sicherlich auch die dunklen langen Tage im Winter/Frühjahr. Wenig Helligkeit, kaum Sonne, die Stimmung ist im Keller. Die ersten Sonnenstrahlen kommen, die Nase wird in die Sonne gesteckt und die Stimmung wird besser. Licht kann helfen. Sorgen Sie daher für Licht, auch auf Tageslicht. Es gibt spezielle Tageslichtquellen mit 10.000 Lux. Diese Lichtquellen können das Wohlbefinden steigern. Doch Vorsicht: Sie dürfen keine Therapie durchführen, jedoch Wohlbefinden und Entspannung steigern.

Pflege und Betreuung von Menschen mit einer Depression können sehr anstrengend sein. Die Grundstimmung der Erkrankten kann auch zum Ohnmachtsgefühl der professionell Tätigen führen. Sie bemühen sich um eine Beziehungsgestaltung und um die Annahme von Angeboten, jedoch kommen Sie wieder an Ihre Grenzen.

Das gilt auch für Menschen in einer manischen Phase. Falls noch nicht geschehen, regen Sie eine gesetzliche Betreuung an. Menschen in einer manischen Phase brauchen wenig Schlaf. Besprechen Sie nach Möglichkeit ein entsprechendes Ritual, das andere Bewohner nicht stört. In seinem Zimmer kann der Bewohner sich beschäftigen. Achten Sie auf die Medikamenteneinnahme, bei Bedarf werden angeordnete Medikamente zur Beruhigung benötigt. Erinnern Sie den Betroffenen an den besprochenen Maßnahmenplan.

Beschäftigungsangebote sollten sich auf Bewegungsübungen konzentrieren, ebenso kreative Angebote wie »großzügiges« Malen.

In der akuten Phase kann es u. U. nötig sein, den Bewohner in eine psychiatrische Fachklinik zu überweisen.

Beispiel: Bipolare Störung

Eine Bewohnerin mit einer bipolaren Störung ist nach sehr vielen Aufenthalten in der Psychiatrie in Ihre Einrichtung gezogen. Zunächst verharrt sie in einer depressiven Phase. Doch nach ein paar Wochen wechselt sie in die manische Phase und räumt die Wohnküche vollkommen um. Jede Intervention Ihrerseits scheitert und Sie müssen die Bewohnerin schließlich von der Polizei in eine Fachklinik bringen.

Nach der Entlassung überarbeiten Sie mit der Frau die SIS® und erstellen mit ihr einen Phasenplan. Sie hat Ihnen erzählt, dass sie früher leidenschaftliche Autofahrerin war und eigentlich die Klinik »hasst«. So nutzen diese Leidenschaft und die Abneigung gegen die Klinik und vereinbaren mit ihr Folgendes, indem sie eine Skala nutzen, die der Frau vertraut ist: den Tacho.
- Wenn sie Auto fahren würden, was wäre ihre Normalgeschwindigkeit?
= 80–120 km/h
- Wenn die manische Phase kommt, welche Geschwindigkeit wäre das?
= über 140 km/h
- Bei welcher Geschwindigkeit können Sie nicht mehr bremsen?
= über 180 km/h
- Wenn die depressive Phase kommt, welche Geschwindigkeit wäre das?
= unter 60 km/h
- Bei welcher Geschwindigkeit ist es für Sie nicht mehr zu ertragen?
= unter 40 km/h

Was ist zu tun?
Vereinbaren Sie mit der Bewohnerin, was exakt bei welcher Geschwindigkeit zu tun ist. Bei einer Geschwindigkeit ab 140 km/h könnte etwa die Medikamentenkontrolle und -anpassung sowie der Rückzug ins Zimmer, um Reize zu reduzieren, nötig sein. Bei einer Geschwindigkeit unter 40 km/h wären Medikamentenkontrolle, -anpassung und Einhaltung der Tagesplanung angebracht.
Sie brauchen die Bewohnerin je nach Tagesform und Stimmung nur noch nach ihren Geschwindigkeiten zu fragen, um rechtzeitig auf einen Phasenwechsel zu reagieren.

> **Wichtig**
>
> Zur Erinnerung: Sie dürfen keine Therapien durchführen, jedoch sollten Sie wissen, welche Therapien zusätzlich zur Medikation angewendet werden können. Es handelt sich dabei um nicht-medikamentöse Therapien, die ergänzend zur medikamentösen Therapie eingesetzt werden:
> - Schlafentzugstherapie oder auch Wachtherapie genannt. Das Prinzip beruht darauf, dass beobachtet wurde, dass ein Mensch, wenn er zu wenig Schlaf bekommt, sich vorrübergehend in seiner Stimmung und Antrieb verbessert. Unterschieden werden der totale Schlafentzug, der partielle Schlafentzug und die Schlafphasenverlagerung.
> - Elektrokrampftherapie, Kurzform EKT, früher als Elektroschocktherapie bekannt. Während einer Vollanästhesie wird ein epileptischer Anfall mithilfe von Stromstößen an einer Seite des Kopfes ausgelöst. Die komplette Behandlung besteht aus 6–12 Anwendungen.
> - Lichttherapie: Wie bereits beschrieben kann helles weißes Licht bis zu 10.000 Lux stimmungsaufhellend wirken.

Bedenken Sie, dass Sie oft nicht den Bewohner allein begleiten, sondern oft auch seine Angehörigen. Es gibt zahlreiche Angehörigen- oder Selbsthilfegruppen, die Sie hier im Gespräch nennen sollten.

Herr D. (▶ Kap. 8.1) hatte mehrere depressive Phasen, die manischen Phasen sind weniger und in letzter Zeit nicht aufgetreten. Dennoch können sie vorkommen. Falls sich eine manische Phase anbahnt, gilt es, sie rechtzeitig zu erkennen. Ist ein Erkrankter im »Vollbild« der Manie, können Sie ihn nur noch schwer steuern, im extremen Fall muss er in eine Klinik. Bleiben Sie daher mit dem Bewohner in Kontakt und erkennen Sie rechtzeitig entsprechende Merkmale. Verwechseln Sie bitte gute Laune nicht mit einer beginnenden manischen Phase.

8.5 SIS® für Herrn Uwe D.

Lesen Sie bitte vorher das Kapitel Strukturmodell (▶ Kap. 2.2) durch. Schauen Sie sich bitte nochmals das Ausgangsgespräch (▶ Kap. 8.1) an. Bevor Sie sich die beispielhafte SIS® und den Maßnahmenplan anschauen, füllen Sie erst selbst die SIS®[21] aus und erstellen einen exemplarischen Maßnahmenplan.

Info
Die im Folgenden ausgefüllten Themenfelder und der Maßnahmenplan dienen der Orientierung und nicht zur direkten Übernahme. Jeder Bewohner ist individuell und verdient seine individuelle Planung.

Im Folgenden finden Sie in den Themenfeldern die Dreiteilung PB (Pflegebedürftige), PFE (Pflegefachliche Einschätzung) und VP (Verständigung). Diese Abgrenzung dient dem Verständnis, Sie müssen dies nicht in diesen Grundstrukturen getrennt erfassen. Das Grundprinzip sollte jedoch aufrechterhalten bleiben: **Was sagt der Pflegebedürftige, was schätzen Sie fachlich ein und worauf verständigen Sie sich? Das sollte in den Themenfeldern stehen. Unter VP steht, was Sie mit der zu versorgenden Person vereinbart haben.**

Es sei denn, Sie können mit dem Bewohner, Angehörigen/Betreuer kein Gespräch führen. Dann findet sich in der SIS® ausschließlich Ihre fachliche Einschätzung wieder.

---

[21] https://www.ein-step.de/schulungsunterlagen/schulungsunterlagen/

Tab. 11: SIS® für Herrn Uwe D.

Was bewegt Sie im Augenblick? Was brauchen Sie? Was können wir für Sie tun?

PB: »*Es ist gut, jetzt hier zu sein. Ich bin das einzige Kind, meine Mutter hat mich bis zum dritten Lebensjahr allein versorgen müssen, meinen Vater habe ich nicht kennengelernt, er ist im Krieg geblieben. Als ich drei Jahre alt war, heiratete meine Mutter den Bruder meines Vaters. Ich kann mich nicht daran erinnern, ob sie glücklich waren. Mein Stiefvater und ich, naja, es gab immer mal Prügel, aber wir waren versorgt und mussten nicht hungern und hatten eine Wohnung. Er hat mir oft gesagt, ich sei ein Klotz am Bein und nichts wert. Aber ich schweife ab, das wollen Sie bestimmt nicht wissen.*«

Themenfeld 1 – kognitive und kommunikative Fähigkeiten

PB: »*Ich wurde vor Jahren gegen meinen Willen in eine psychiatrische Klinik eingewiesen. Ich habe vermehrt depressive Phasen und gelegentlich manische Phasen. Gegenwärtig ziehe ich mich zurück, bin depressiv und kümmere mich um nichts mehr. In den manischen Phasen bin ich durch Diskotheken gezogen, habe Frauen aufgerissen, brauchte kaum Schlaf und habe mich völlig verschuldet. In der Manie rede ich ohne Punkt und Komma.*«

Betreuer: »*In einer manischen Phase hat Herr D. mal einen Porsche gekauft. In einer manischen Phase erkennen Sie Herrn D. nicht wieder.*«

PFE: Herr D. spricht leise und langsam. Er schaut im Gespräch oft auf den Boden. Sein Erscheinungsbild wirkt ungepflegt. Gegenwärtig depressiv, manische Phasen wenig und schon länger nicht mehr. In der depressiven Phase fällt es Herrn D. schwer, Entscheidungen zu treffen.

VP: Weiteres Gespräch Klärung: Woran merkt Herr D., wann die Phasen eintreten und welche Maßnahmen dann durchgeführt werden.

Themenfeld 2 – Mobilität und Beweglichkeit

PB: »*Ich kann nur noch mit dem Rollator gehen, ich bin in der Wohnung auch schon zweimal gestürzt. Zum Glück ist nicht viel passiert. Jetzt gehe ich nur noch sehr langsam.*«

PFE: Herr D. ist sturzgefährdet und benötigt seinen Rollator. Er benötigt Bewegungs- und Balancetraining.

VP: Beratung Sturzmanagement: Bewegungsmelder im Zimmer, festes Schuhwerk, Benutzung des Rollators, Physiotherapie, Teilnahme an den Beschäftigungsangeboten, Bewegungs- und Balancetraining.

Themenfeld 3 – krankheitsbezogene Anforderungen und Belastungen

PB: »*Ich bin lange nicht mehr beim Arzt gewesen. Ich vergesse, meine Tabletten zu nehmen. In der Manie habe ich viel Kraft, ich weiß nicht, wo sie herkommt. Oft bin ich gereizt und nehme keine Medikamente. Es darf mir dann keiner zu nahe kommen, ich fühle mich dann sehr schnell gegängelt und reagiere gereizt.*«

PFE: Herr D. ist motiviert, dies kann sich jedoch beim Wechseln der Phasen verändern.

VP: Vorstellung Psychiater, Medikamentenmanagement.

Themenfeld 4 – Selbstversorgung

PB: »Ich wasche mich nicht mehr. Ich habe ca. 10 kg abgenommen und möchte oft nichts mehr essen. Früher habe ich gerne Brötchen mit Rübenkraut gegessen. Eigentlich mag ich alles.«

Der Betreuer bestätigt, dass Herr D. sich nicht mehr wäscht, sich nicht umzieht und wenig isst.

PFE: Herr D. benötigt Motivierung zur Körperpflege. Er benötigt Motivierung zur Nahrungsaufnahme.

VP: Schlafrituale besprechen, Ernährungsmanagement.

Themenfeld 5 – Leben in sozialen Beziehungen

PB: »Ich habe nie geheiratet und lebte in meiner kleinen Wohnung allein. Ich habe KFZ-Mechaniker gelernt und wurde nach der Bundeswehr eingezogen und bin dort als Berufssoldat geblieben. Ich kam am besten mit mir selbst klar. Früher interessierte ich mich für Autos und Waffen. Heute interessiere ich mich für nichts mehr. Fühle mich müde, gehe ins Bett und kann nicht schlafen. Warme Milch und Entspannungsmusik ist sehr hilfreich.«

Betreuer: »Ich kümmere mich schon seit Jahren um Herrn D. Ich bin ein entfernter Verwandter. Es liegt ein Antrag beim Amtsgericht vor, sodass ich für alle Aufgabenbereiche zuständig bin.«

PFE: Herr D. bekommt Unterstützung bei der Kontaktaufnahme zu anderen Bewohnern und schaut sich Beschäftigungsangebote an. Er benötigt schlafunterstützende Maßnahmen.

VP: Teilnahme an Beschäftigungsangeboten, individuelle Abklärung, Schlafrituale besprechen.

Themenfeld 6 – Wohnen/Häuslichkeit

PB: »Den Schwestern des ambulanten Dienstes fiel auf, dass sich der Müll stapelte. Der Betreuer wird die Wohnung auflösen.«

PFE: Der Betreuer kümmert sich um die Einrichtung des Zimmers. Herr D. wird zur Ordnung des Zimmers unterstützt.

VP: Zimmerhygiene

Erste fachliche Einschätzung der für die Pflege und Betreuung relevanten Risiken und Phänomene (Matrix)

Die SIS® endet mit der Matrix, die hier außer Acht gelassen wurde.
Überlegen Sie sich bitte trotzdem, welche pflegerelevanten Risiken Herr D. aufweist.

Weitere Handlungen und Dokumentation:

- Beratungen: Tagesstruktur, Sturzmanagement, Ernährungsmanagement mit Ess- und Trinkprotokoll
- Edukatives Gespräch zum Wechsel der Phasen
- Terminvereinbarung: Arztbesuch Psychiater, Physiotherapeuten

8.6 Maßnahmenplan für Herrn Uwe D.

Grundbotschaft

Herr D. ist gegenwärtig depressiv und benötigt viel Unterstützung und muss motiviert werden. Auf Veränderungen der Stimmungslage achten. Herr D. wird zum Aufräumen des Zimmers angehalten. Erfolge sind zu loben. Bei Entscheidungen unterstützen.

Tab. 12: Maßnahmenplan für Herrn D.

Zeitfenster	
07:00–08:00	Herr D. muss zur pflegerischen Versorgung motiviert werden. Lehnt er die Pflege ab, auf Vereinbarung hinweisen und nach 20 Minuten erneut versuchen. Bei weiterer Ablehnung Gründe besprechen.
	Herr D. steht allein auf und geht mit seinem Rollator langsam ins Badezimmer. Er geht zuerst zur Toilette. Dort möchte er allein bleiben. Er klingelt nach Verrichtung der Miktion und Verdauung. Seine Materialien müssen in Reichweite gestellt werden. Er wäscht seinen Oberkörper. Wenn er mit Mundpflege, Haarpflege und Rasur fertig ist, klingelt er. Er benötigt Unterstützung im Intimbereich, bei den Beinen und Füßen. Er möchte keine Körperlotion. Seine Kleidungsauswahl führt er selbst durch. Am Oberkörper zieht er sich an, beim Unterkörper benötigt er Unterstützung, er trägt eine Protektorenhose. Auf festes Schuhwerk ist zu achten.
	Einmal wöchentlich duschen, sitzend auf dem Duschstuhl. Herr D. kann Gesicht und Oberkörper selbst waschen. Ist der Boden nass, bekommt er Angst zu stürzen, daher nur mit Schuhen duschen. Keine Körperlotion.
08:00–09:00	Frühstück – Herr D. entscheidet, was er essen möchte. Zum Essen muss er motiviert werden. Für ihn sind Brötchen mit Rübenkraut etwas Besonderes.
	Medikamenteneinnahme
09:00–10:00	Beschäftigungsangebote, Bewegungs- und Balanceübungen, Spaziergänge

Zeitfenster	
10:00–12:00	Herr D. zieht sich ins Zimmer zurück, möchte sich ausruhen. Er möchte zwischendurch motiviert werden, sich zu den anderen Bewohnern zu setzen.
12:00–13:00	Mittagessen – Herr D. sagt, was er essen möchte. Lt. Absprache ist die Kost kalorienreich. Medikamenteneinnahme
13:00–14:30	Herr D. zieht sich ins Zimmer zurück, möchte sich ausruhen.
14:30–15:00	Kaffeetrinken – Herr D. möchte zwischendurch motiviert werden, sich zu den anderen Bewohnern zu setzen.
15:00–16:30	Beschäftigungsangebote – Herr D. entscheidet, an welchen Gruppen er teilnimmt.
16:30–18:00	Herr D. zieht sich in sein Zimmer zurück, benötigt für sich Ruhephasen.
18:00–19:00	Abendessen – Herr D. sagt, was er essen möchte. Lt. Absprache ist die Kost kalorienreich. Medikamenteneinnahme
19:00–21:00	Herr D. meldet sich zur Unterstützung der Abendpflege. Meldet er sich nicht, wird er motiviert. Die Utensilien müssen bereitgestellt werden, den Oberkörper pflegt Herr D. selbst, beim Unterkörper braucht er Unterstützung im Intimbereich und beim Umziehen. Nachtmedikation
21:00–07:00	Falls Herr D. bei den Kontrollgängen nicht schläft, bekommt er zuerst eine warme Milch und hört Entspannungsmusik. Sollte er weiterhin nicht schlafen können, bekommt er Bedarfsmedikation.

9 Angststörungen

Haben Sie schon einmal Angst erlebt? Ich hoffe es, denn sonst könnten Sie die Risiken und Gefahren Ihres Lebens nicht adäquat einschätzen. Angst ist erst einmal etwas sehr nützliches »Lebenserhaltendes«, manchmal ein Motivator, manchmal aber auch ein Folterknecht.

Was passiert auf der körperlichen Ebene? Bei Angst werden Hormone freigesetzt: Katecholamine (Adrenalin/Noradrenalin) und Glukokortikoide. Auf der körperlichen Ebene können Sie beobachten das die Pupillen größer werden, das Herz schlägt schneller, der Speichelfluss nimmt ab, der Blutdruck geht hoch, die Hände zittern, der Muskeltonus nimmt zu. Was fühlen Sie, wenn Sie frisch verliebt sind? Ähnliches! Oft macht die Bewertung einer Situation die erlebten Gefühle angenehm oder unangenehm. Beispielsweise haben Menschen mit einer Spinnenphobie eine ganz andere innere Vorstellung von einer (kleinen) Spinne als andere Menschen.

Viele Betroffene berichten von der Angst vor der Angst (▶ Kap. 9.2). Angst davor wieder die intensive, quälende Angst zu empfinden und sich ohnmächtig ausgeliefert zu fühlen.

9.1 SIS®-Gespräch mit Frau Elisabeth A.

Sie führen mit Frau A. und Ihrer Tochter Frau P. das SIS®-Gespräch. Sie informieren beide über den Sinn und Zweck des Gesprächs. Dass Sie nämlich nicht neugierig sind, sondern dass Sie gemeinsam besprechen und planen möchten, wie Frau A. gut in ihrer neuen Umgebung ankommen kann. Ebenfalls informieren Sie beide Frauen darüber, wie viel Zeit Ihnen für das Gespräch zur Verfügung steht.

Sie stellen die Ausgangsfrage, wie es Frau A. damit geht, in Ihrer Einrichtung zu sein und ob sie sich kurz vorstellen würde.

»*Ich heiße Susanne A. und bin jetzt 76 Jahre alt. Meine Tochter sagt, dass es besser ist, hier zu sein. Aber ich weiß nicht, ich bin so unsicher. Aber das bin ich schon mein Leben lang. Ich kann mich nicht erinnern, wann ich mal nicht ängstlich war. Eigentlich habe ich mir ständig Sorgen gemacht, aber nach der Geburt meiner Tochter wurde es schlimmer. Angst, dass ihr etwas passiert, auf dem Schulweg, wenn sie unterwegs war, dass meinem Mann etwas Schlimmes passiert. Jetzt sitze ich nur noch zu Hause und mache mir noch mehr Angst. Das Schlimme ist, ich bekomme Herzklopfen und mir wird auch schwindelig. Deshalb bin ich schon ein paarmal gestürzt oder habe den Notruf ausgelöst. Meine Tochter sagt, es geht nicht mehr allein. Nachts liege ich oft wach und mache mir Sorgen. Lavendel tut mir gut. Mit meinem Parkinson komme ich klar, ist gottlob nicht ganz so schlimm. Wahrscheinlich hat meine Tochter recht und es ist besser hier zu sein.*«

Sie besprechen mit Frau A., dass sie gemeinsam versuchen, ihre persönlichen Rituale einzuhalten und gemeinsam nochmals ein Gespräch darüber führen, wie sie sich sicherer fühlen kann. Weiterhin besprechen Sie mit ihr Elemente der basalen Stimulation®, die beruhigend wirken.

Frau A. fängt an zu weinen. Die Tochter erzählt weiter.

Tochter: »*Ich schaffe es nicht mehr, ständig bei meiner Mutter zu sein. Ich habe Familie und bin berufstätig. Aber ich mache mir ständig Sorgen um Mutti. Nach dem letzten Krankenhausaufenthalt, Radiusfraktur links nach Sturz im Badezimmer, traf ich schweren Herzens diese Entscheidung. Ich habe das Gefühl, meine Mutter zu ›verraten‹. Vor zwei Jahren ist mein Vater gestorben, seitdem nehmen die Ängste der Mutter zu. Obwohl die Mutti könnte, verlässt sie nicht mehr die Wohnung und zieht sich noch mehr zurück.*«

Sie versuchen, Frau A. wieder mehr ins Gespräch zu holen und fragen sie, wie ihr Alltag zu Hause verlaufen ist.

»Morgens kam der ambulante Dienst und half mir beim Waschen. Ich wurde schnell unruhig, wenn der Dienst nicht pünktlich war. Ich machte mir dann Sorgen, dass ein Unfall passiert sei. Schlimm war es für mich, wenn ein Mann zur Pflege gekommen ist, dann habe ich etwas geflunkert und gesagt, ich sei schon gewaschen.«

Sie besprechen mit Frau A., dass sie von einer weiblichen Pflegekraft versorgt wird.

In der Bewegung ist Frau A. eingeschränkt, sie benutzt einen Rollator.

»Meine Knochen werden immer steifer. Meine Füße kann ich nur noch schlecht hochheben und meine Hände zittern oft. Früher habe ich gerne gemalt, aber ich kann die Stifte nicht mehr halten. Ich habe Angst, immer weniger zu schaffen oder zu stürzen. Ich habe Schmerzen in den Gelenken. Wärme hilft da ganz gut. Bewegung und Wärme sind für mich angenehm. Wenn es schlimmer wird, nehme ich Medikamente. Zuhause habe ich im Bett eine Strickleiter, mit der kann ich mich im Bett bewegen.«

Sie besprechen mit Frau A. ihren Schmerzstatus. Sie hat chronische Schmerzen, ihr Status ist stabil, wenn die Maßnahmen beibehalten werden, mit einem individuellen NRS von 6.

Sie vereinbaren, dass eine Kollegin des Sozialen Dienstes/Beschäftigung mit Frau A. über die verschiedenen Angebote spricht. So hat sie die Möglichkeit, spezielle Stifte zu bekommen, um so vielleicht wieder ruhiger malen zu können. Für ihre Beweglichkeit kann sie an Bewegungsübungen teilnehmen. Für die Hände bekommt sie einen Beuge-/Streckball. Es wird ein Beratungsgespräch zu ihrem erhöhten Sturzrisiko geführt.

Im Gespräch versichert sich Frau A. immer wieder, ob alles in Ordnung sei und ob Sie auch auf sie aufpassen werden. Sie informieren Frau A., dass Sie nicht immer persönlich da sein werden, sondern weitere Kollegen im Dienst sind. Frau A. vergewissert sich, ob sie auch pünktlich ihre Medikamente bekomme. Auch der Tochter ist dies sehr wichtig, die Parkinsonsymptome würden bei veränderten Einnahmezeiten zunehmen. Genauso werden die

Parkinsonsymptome stärker, wenn Frau A.'s Ängste zunehmen oder sie sich beobachtet fühlt.

Frau A. kann aus eigener Kraft aufstehen, sie benötigt dazu Unterstützung durch den Rollator. Dann kann sie mit dem Rollator langsam gehen. Sie besprechen mit ihr, dass die Körperpflege am Waschbecken stattfindet. Sie lassen sich zeigen, wie Frau A. stehen kann, so kann die Intimversorgung auch am Waschbecken stattfinden. Am liebsten benutzt Frau A. Zitrusdüfte als Körperlotion. Sie trinkt gerne Pfefferminztee und mag Hausmannskost. Im Bett hat sie eine Strickleiter, um sich zu drehen und hochzuziehen.

Die Tochter ergänzt, dass ihre Mutter jedoch nicht allein das Brot oder andere Lebensmittel schneiden könne. Sie braucht alles kleingeschnitten. Ebenfalls benötigt sie Hilfe beim Toilettengang, manchmal sei der »Schlüpfer« nass, auch nachts merkt sie es nicht immer. Immer wieder leidet sie unter Obstipation. Sie isst dann eingeweichte Backpflaumen. Sie beraten Frau A. dahingehend, dass das Wasser der Backpflaumen effektiver ist.

Bei der Frage, was sie gern macht, erzählt Frau A. von ihren Tanzausflügen mit ihrem verstorbenen Mann. Sie fängt wieder an zu weinen. Die Tochter übernimmt erneut das Gespräch und berichtet vom Kegelverein und den Lieblingsschlagern ihrer Eltern. Auch sie hat Tränen in den Augen.

Das Zimmer wird die Tochter mit ihrem Mann gestalten.

 Übung

Ihre Expertise
Wie sieht Ihre fachliche Einschätzung aus?
Worauf verständigen Sie sich mit Frau A.?

9.2 Definition

Unter einer Angststörung werden mehrere Formen zusammengefasst, die durch unterschiedliche Erscheinungsweisen geprägt sind. Von einer Angststörung spricht man, wenn die Angst ein solches Ausmaß erreicht, dass sie der Situation nicht angepasst ist und ein ausgeprägtes Vermeidungsverhalten zu beobachten ist.

Unterschieden werden eine Realangst, die an Situationen gebunden ist, und eine Existenzangst, die scheinbar unmotiviert ist. Angst steht bei jedem Menschen im Zusammenhang mit Sicherheitsverlust.

9.2.1 Häufigkeit und Verlauf

Angststörungen gehören zu den häufigsten Störungen, die Dunkelziffer ist enorm. Je nach Form der Angststörungen variieren die Zahlen. Im Allgemeinen wird zurzeit davon ausgegangen, dass 15 % aller Menschen in ihrem Leben mindestens einmal an einer Angststörung erkranken.

Info
Die ICD-11 hat die Einteilung der Angststörung weitgehend beibehalten.

9.3 Ätiologie – Pathogenese

Vielleicht kennen Sie noch den alten Begriff »Angstneurose«. Dieser Begriff geht auf das psychoanalytische Konzept von Sigmund Freud zurück. Aus seiner Sicht gehen neurotische Entwicklungen auf ungelöste Konflikte zurück.

Heute lässt sich eine solche einseitige Sichtweise nicht mehr halten (▶ Kap. 9.2). Wie bereits beschrieben steht bei psychischen Krankheitsbildern das multifaktorielle Entstehungsmodell im Vordergrund. Dazu gehört eine Dysfunktionalität von Neurotransmittern. Aus Sicht der Lerntheorien gehören das Lernen am Modell, das operante Lernen und die klassische Konditionierung zum Entstehungsmodell dazu. Betrachten Sie die psychoanalytische Theorie, so geht es um nicht gelöste Konflikte in der Kindheit.

Zu den Angststörungen zählen verschiedene Formen:
- Agoraphobie mit und ohne Panikstörung
  - Agora (griechisch = Marktplatz)
  - Platzangst, nicht in engen Räumen (Klaustrophobie), sondern in der Weite, vor freien großen Plätzen, fremde Umgebungen
  - Angst, einen Apoplex oder einen Herzinfarkt zu bekommen und keine Hilfe zu erhalten
- Soziale Phobien
  - Betroffener hat Angst davor, im Mittelpunkt der Aufmerksamkeit zu stehen
  - oft mit einem niedrigen Selbstwertgefühl verbunden
- Spezifische Phobien
  - Die Angst bezieht sich spezifisch auf ein Objekt oder eine Situation, z. B.:
    - Höhenangst (Akrophobie)
    - Angst vor dem Aufenthalt in geschlossenen Räumen (Klaustrophobie)
    - Angst vor Spinnen (Arachnophobie)
- Panikstörungen
  - anfallsartige, intensive Angstzustände, die sich innerhalb von wenigen Minuten zum Höhepunkt steigern
  - meist nur kurz bis zu ca. 30 Minuten
  - Angst zu sterben, Angst verrückt zu werden
- Generalisierte Angststörung
  - Frau A.: »*Eigentlich habe ich mir ständig Sorgen gemacht.*« (▶ Kap. 9.1)
  - Angst bezieht sich nicht auf etwas Spezielles, sondern ist allumfassend

9.4 Symptome

Eine Angststörung ist eine Erkrankung, die sich in psychischen und körperlichen Symptomen zeigt. Je nach Angstform zeigen sich die Symptome in unterschiedlichen Intensitäten. Zu den allgemeinen Symptomen gehören[22]:
- Tachykardie
- Unruhe, Zittern
    - Frau A.: »*Ich wurde schnell unruhig.*« (▶ Kap. 9.1)
- Beschleunigtes Atmen
- Schwitzen
- Schwindelgefühl
    - Frau A.: »*Das Schlimme ist, ich bekomme Herzklopfen und mir wird auch schwindelig.*« (▶ Kap. 9.1)
- Erweiterte Pupillen
- Übelkeit, Erbrechen
- Erstarren
- Depersonalisation
- Derealisation
- Angst verrückt zu werden oder zu sterben
- Mundtrockenheit
- Zusätzlich können auftreten:
    - Kopfschmerzen
    - Schlafstörungen
        - Frau A.: »*Nachts liege ich wach und mache mir Sorgen.*« (▶ Kap. 9.1)
- Konzentrationsstörungen
- Abdominelle Beschwerden
    - Frau A.: »*Ich bin so unsicher. Aber das bin ich schon mein Leben lang. Eigentlich habe ich mir ständig Sorgen gemacht.*« (▶ Kap. 9.1)

---

[22] Vgl. Stöcker 2021b

9.4.1 Symptome der einzelnen Formen

Agoraphobie mit und ohne Panikstörung
- Die Agoraphobie, auch Platzangst genannt, wird häufig mit der Klaustrophobie verwechselt. Bei dieser Form der Angststörung handelt es sich jedoch nicht um Enge, sondern um Weite.
- Im Vordergrund steht eine starke Angst vor Menschenmengen, öffentlichen Plätzen und Reisen.
- Es handelt sich um Umgebungen und Situationen, aus denen scheinbar kein »Entkommen« oder keine Hilfe zu erwarten ist.
- Für Erkrankte extrem belastend ist die Angst vor der Angst.
- Die Agoraphobie kann mit und ohne Panikattacken auftreten.

Soziale Phobien
- Bei dieser Form steht die Angst vor sozialen Situationen im Vordergrund, d. h. Menschen haben in Situationen mit mehreren Menschen Angst oder wenn sie das Gefühl haben, im Mittelpunkt zu stehen.
- Sie fürchten, in der Aufmerksamkeit zu stehen, kritisiert zu werden oder sich bloßzustellen.
- Typische Symptome sind Erröten, Vermeiden von Blickkontakt, Händezittern, Mundtrockenheit, Übelkeit, Harndrang, Magenprobleme.

Spezifische Phobien
- Betroffene haben Angst vor umschriebenen Situationen oder Objekten
  - Die häufigsten Formen:
    - Akrophobie – Höhenangst
    - Arachnophobie – Spinnenangst
    - Aviophobie – Flugangst
    - Angst vor Blut
    - Angst vor Krebserkrankungen – Karzinophobie
    - Dentalphobie – Angst vor Zahnbehandlungen
    - Klaustrophobie – Angst vor kleinen Räumen
    - Zoophobie – Angst vor Tieren

Kommt der erkrankte Mensch mit den Angstobjekten in Kontakt zeigen sich alle Angstsymptome, die sich bis zu einer Panikattacke steigern können.

Panikattacke, Panikstörung
- Die Symptome treten temporär auf und zeigen sich als überwältigte, nicht zu steuernde Angst.
- Typische Symptome sind Herzklopfen, Brustschmerzen, Erstickungsgefühl, Schwindel, Schweißausbrüche, Beklemmungsgefühl, Mundtrockenheit, Atembeschwerden.
- Betroffene beschreiben in der Situation das Erleben und die Umgebung als fremd.
- Die Situation wird als lebensbedrohlich erlebt, einem Herzinfarkt ähnlich, oft wird der Notarzt verständigt.
- Treten diese Panikattacken wiederholt auf, spricht man von einer Panikstörung.

Generalisierte Angststörung
- Betroffene machen sich um alles Gedanken und Sorgen.
- Betroffene benötigen eine ständige Rückversicherung, dass alles in Ordnung ist.
  - Frau A.: Im Gespräch vergewissert sich Frau A. immer wieder, ob alles in Ordnung sei. Sie vergewissert sich auch, ob sie auch pünktlich ihre Medikamente bekommen. (▶ Kap. 9.1)
- Befürchtungen: Sorge über zukünftiges Unglück, Nervosität, Konzentrationsstörungen, Grübelneigung.
- Motorische Spannung: Körperliche Unruhe, Spannungskopfschmerzen, Zittern, Unfähigkeit zu entspannen.
- Vegetative Übererregbarkeit: Benommenheit, Schwindel, Schwitzen, Tachykardie, Abdominalbeschwerden, Mundtrockenheit.
- Entfremdungsideen: Derealisation, Depersonalisation.

9.5 Kurz erklärt: Parkinson-Erkrankung

Die Parkinson-Erkrankung finden Sie in der ICD-10 nicht im F-Bereich der psychiatrischen Krankheitsbilder, sondern im G-Bereich Neurologie Krankheitsbilder. Das Krankheitsbild ist nach seinem Erstbeschreiber James Parkinson (1755–1824) bekannt. Umgangssprachlich wird Parkinson auch als »Schüttellähmung« bezeichnet.

Bei dieser Erkrankung handelt es sich um eine neurodegenerative Erkrankung. Es kommt zu einem Untergang von Nervenzellen in der Substantia nigra im Mittelhirn. In diesem Bereich des Gehirns wird Dopamin produziert und gespeichert. Dopamin ist u. a. für Bewegungsabläufe verantwortlich, die Störung der Kontrolle für fließende Bewegungen zeigt sich in den Kardinalsymptomen.

9.5.1 Symptome

Zu den vier Kardinalsymptomen gehören:
1. Bradykinese
    – Verlangsamung willkürlicher Muskelbewegungen
    – Kleinschrittiger Gang
    – Hypomimie, das Gesicht wirkt ausdruckslos
    – Mikrografie, das Schriftbild verkleinert sich beim Schreiben
    – Mitschwingen der Arme ist reduziert
2. Rigor
    – Muskelsteifigkeit
    – Beim Durchbewegen ist ein erhöhter Widerstand zu spüren (Zahnradphänomen)
3. Tremor
    – Zittern
    – Auch bei an den Beinen, Lippen oder Kinn
    – Haltungsinstabilität
4. Gleichgewichtsstörungen

9.6 Pflege und Beschäftigung

Einem Menschen zu sagen, er brauche keine Angst zu haben, führt zu keinem Erfolg. Wer Angst hat, braucht Sicherheit. Wie im Einzelnen die Sicherheit aussieht, ist individuell mit den Betroffenen zu besprechen. Genau wie bei den anderen psychiatrischen Krankheitsbildern steht im Vordergrund eine verlässliche Beziehung. Es geht darum, Vertrauen zu vermitteln und Absprachen konsequent einzuhalten.

Auch über eine Berührung findet Beruhigung statt. Wenn eine grundpflegerische Versorgung stattfindet, führen Sie diese »basal« durch. Das heißt, der Waschlappen wird mit Haarwuchsrichtung geführt und eine Hand bleibt am Körper.[23] (▶ Kap. 8.4)

Sie können die körpernahe Versorgung basal durchführen und als Beschäftigungsangebot Unterarmmassagen anbieten. Etwas im Arm zu haben, sich an etwas »festzuhalten«, kann ebenfalls sehr beruhigend wirken.

Geben Sie Menschen, die unruhig/ängstlich sind, etwas zum Festhalten. Das kann ein kleines Kissen sein, aber auch eine Handpuppe oder Stofftier. Der Einsatz von Handpuppen hat etwas mit Würde und Haltung zu tun. Grundsätzlich bieten Sie alles einem erwachsenen Menschen an. Erwachsene Menschen werden nie wieder zum Kind. Falls der Mensch etwas zum Festhalten braucht, etwas in den Arm nehmen möchte, kann eine Handpuppe, Puppe oder Stofftier wertvolle Dienste leisten.[24]

Wichtig

Sie geben immer einen erwachsenen Menschen eine Handpuppe/Stofftier und keinem Kind. Erwachsen zu sein ist immer eine »Einbahnstraße«. Niemand wird wieder zum Kind. Auch wenn der Mensch sehr viele Fähigkeiten verloren hat, wird er nie zum Kind. Mit der Haltung, für einen erwachsenen Menschen das für ihn »Beste« zu tun, kann aber jedes Angebot passen.

Nutzen Sie alle Sinne. Düfte können z. T. sehr beruhigend wirken. Frau A. mag z. B. den Duft von Lavendel (▶ Kap. 9.1). Für den visuellen Reiz wirken Lavalampen beruhigend.

Bieten Sie den betroffenen Bewohnern Entspannungsverfahren an, etwa die Progressive Muskelrelaxation (PMR) oder Fantasiereisen.

---

[23] Vgl. Buchholz T (2009): Basale Stimulation® in der Pflege alter Menschen. Hans Huber, Bern
[24] Vgl. Stöcker 2022

Fantasiereise zum eigenen Wohlfühlort in der Du-Form
»Nimm im Liegen oder Sitzen eine für dich bequeme Haltung ein. Wenn du liegst, liegen die Füße locker auseinander, die Achseln liegen frei und die Handflächen zeigen nach oben. Falls du sitzt, stelle die Füße nebeneinander auf den Boden. Erlaube es dir jetzt ganz bewusst, dich zu entspannen. Beim Einatmen spürst du, wie deine Entspannung sich mehr und mehr ausbreitet.

Du kannst deine Entspannung noch weiter vertiefen, indem du dir jetzt einen Ort vorstellst, der für dich Ruhe und Wohlbefinden bedeutet.

Es kann ein Ort in deiner Fantasie sein oder auch ein Ort, an dem du schon einmal warst und der dir vertraut ist. Auf jeden Fall ist es ein Ort, an dem du dich sicher und geborgen fühlst.

Lass deine Vorstellung davon immer konkreter werden und je tiefer du dich entspannst, desto klarer werden deine inneren Bilder. Je klarer du wahrstimmst umso tiefer entspannst du.

- Achte darauf, was es an diesem Ort zu sehen gibt – welche Farben und Formen?
- Bist du allein dort oder mit anderen zusammen?
- Beobachte, was du an diesem Ort an schönen Dingen sehen kannst.
- Vielleicht nimmst du auch ganz bestimmte Geräusche oder Stimmen wahr, die die Ruhe und das Wohlbefinden in dir verstärken.
- Sind sie leise oder laut, nah oder fern?
- Was auch immer du an Angenehmem hörst, es führt dich noch tiefer in die Entspannung und in ein tiefes Wohlbefinden.
- Spüre, wie dein Körper sich anfühlt und gehe den angenehmen Empfindungen bewusst nach.
- Genieße das angenehme Gefühl der Ruhe und Entspannung, das sich in deinem Körper mehr und mehr ausbreitet.
- Achte darauf, wo in deinem Körper du dieses angenehme Gefühl der Ruhe am deutlichsten spürst und erlaube es dir, dieses Gefühl noch intensiver zu spüren
- Oder vielleicht gibt es auch etwas Besonderes zu riechen?

- *Jeder Ort hat auch einen ganz bestimmten Geruch, wenn man bewusst darauf achtet.*
- *Vielleicht gehört auch ein ganz bestimmter Geschmack zu deinem Wohlfühlort.*
- *Nimm jetzt noch einmal mit allen deinen Sinnen diesen Ort auf und genieße dieses tiefe Gefühl der Ruhe und Entspannung.*
- *Mach dir in Gedanken ein Foto von diesem Ort. Du kannst ihn immer aufsuchen, wenn es dir passend erscheint und du ein Wohlgefühl brauchst.*
- *Je öfter du ihn aufsuchst, umso schneller wirst du die Wirkung spüren. Bald brauchst du dich nur daran zu erinnern und ein angenehmes Gefühl der Ruhe und Geborgenheit stellt sich ein.*
- *Und während du den angenehmen Empfindungen noch einen Moment nachhängst, kommst du langsam, in deiner eigenen Geschwindigkeit hier zurück in den Raum.«*[*]

[*] Vgl. Stöcker 2022a

Bewohner werden selbstverständlich gesiezt.

Informieren Sie den betroffenen Bewohner über die Physiologie der Angst, was dabei im Körper geschieht und dass Angst etwas Wichtiges und Lebenserhaltendes ist. Durch Aufklärung und Edukation können Sie den Teufelskreis der Angst unterbrechen.

9.6.1 Der Teufelskreis der Angst

Der betroffene Mensch nimmt eine Situation, einen Gedanke wahr und interpretiert ihn als Gefahr. Angst entsteht. Die Angst führt zum Stress und die bereits beschriebenen körperlichen Empfindungen nehmen zu. Diese werden wahrgenommen, verstärkt als Gefahr interpretiert usw. Das ist der Teufelskreis der Angst.

Durchbrechen Sie diesen Kreis. Vermeiden Sie angstauslösende Situationen und/oder blutdrucksteigernde Maßnahmen. Dazu gehören auch erhöhter Koffein- oder Teekonsum. Wichtig ist ebenfalls ein regelmäßiger Schlaf.

Frau A. (▶ Kap. 9.1) braucht sehr viel Rückmeldung, dass ihre Entscheidungen in Ordnung sind und sie nicht allein ist.

9.7 SIS® für Frau Elisabeth A.

Lesen Sie bitte vorher das Kapitel Strukturmodell (▶ Kap. 2.2) durch. Schauen Sie sich bitte nochmals das Ausgangsgespräch (▶ Kap. 9.1) an. Bevor Sie sich die beispielhafte SIS® und den Maßnahmenplan anschauen, füllen Sie erst selbst die SIS®[25] aus und erstellen einen exemplarischen Maßnahmenplan.

Info
Die im Folgenden ausgefüllten Themenfelder und der Maßnahmenplan dienen der Orientierung und nicht zur direkten Übernahme. Jeder Bewohner ist individuell und verdient seine individuelle Planung.

Im Folgenden finden Sie in den Themenfeldern die Dreiteilung PB (Pflegebedürftige), PFE (Pflegefachliche Einschätzung) und VP (Verständigung). Diese Abgrenzung dient dem Verständnis, Sie müssen dies nicht in diesen Grundstrukturen getrennt erfassen. Das Grundprinzip sollte jedoch aufrechterhalten bleiben: **Was sagt der Pflegebedürftige, was schätzen Sie fachlich ein und worauf verständigen Sie sich? Das sollte in den Themenfeldern stehen. Unter VP steht, was Sie mit der zu versorgenden Person vereinbart haben.**

Es sei denn, Sie können mit dem Bewohner, Angehörigen/Betreuer kein Gespräch führen. Dann findet sich in der SIS® ausschließlich Ihre fachliche Einschätzung wieder.

---

[25] https://www.ein-step.de/schulungsunterlagen/schulungsunterlagen/

Tab. 13: SIS® für Frau Elisabeth A.

Was bewegt Sie im Augenblick? Was brauchen Sie? Was können wir für Sie tun?

PB: »*Meine Tochter sagt, es sei besser hier zu sein. Aber ich weiß nicht. Eigentlich habe ich mir ständig Sorgen gemacht, aber nach der Geburt meiner Tochter wurde es schlimmer. Jetzt sitze ich nur zu Hause und mache mir Sorgen.*«
Die Tochter berichtet, sie schaffe es nicht mehr, ständig bei ihrer Mutter zu sein.

Themenfeld 1 – kognitive und kommunikative Fähigkeiten

PB: »*Ich bin so unsicher. Aber das bin ich schon mein Leben lang. Ich kann mich nicht erinnern, wann ich mal nicht ängstlich war. Nachts liege ich oft wach und mache mir Sorgen. Lavendel tut mir gut.*«

Tochter: »*Seit dem Tod meines Vaters vor zwei Jahren nehmen die Ängste zu. Die Mutti verlässt das Haus nicht mehr.*«

PFE: Frau A. benötigt Sicherheit. Sie zieht sich immer mehr zurück. Zur Unterstützung ihrer Schlafqualität wird mit ihr ein Ritual besprochen und Lavendelöl eingesetzt. Sie kann nur begrenzt Entscheidungen treffen.

VP: Einhaltung von Ritualen, Zusagen einhalten, basale Stimulation

Themenfeld 2 – Mobilität und Beweglichkeit

PB: »*Durch meine Angst bekomme ich Herzklopfen und Schwindelgefühle, deshalb bin ich schon ein paarmal gestürzt. Meine Knochen werden immer steifer, ich kann die Füße nur noch schlecht hochheben und meine Hände zittern. Der letzte Krankenhausaufenthalt war wegen einer Radiusfraktur links nach einem Sturz im Badezimmer.*«

PFE: Frau A. ist in der Bewegung eingeschränkt und benutzt einen Rollator, sie kann damit langsam gehen. Sie kann aus eigener Kraft aufstehen, benötigt dazu ihren Rollator. Sie zieht selbst die Bremse an. Frau A. hat eine Strickleiter im Bett, damit kann sie sich hochziehen und zur Seite drehen. Sie berichtet, dass ihre Knochen immer steifer werden.

VP: Teilnahme an Bewegungsangeboten, Beuge- und Streckübungen der Hände
Beratungsgespräch: Sturzrisiko

Themenfeld 3 – krankheitsbezogene Anforderungen und Belastungen

PB: »*Mein Parkinson ist gottlob nicht ganz so schlimm. Ich muss meine Medikamente pünktlich nehmen. Ich habe Schmerzen in den Gelenken, Wärme tut mir gut. Tochter: Die Parkinsonsymptome nehmen bei veränderter Medikamentenzeit zu oder wenn die Ängste mehr werden.*«

PFE: Frau A. benötigt Zeit und Ruhe, um sich zu bewegen. Sie hat chronische stabile Schmerzen NRS 6. Sie bekommt Wärmeanwendungen und Bewegungsübungen

VP: Medikamentenmanagement genau nach Zeitplan, Wärme und Analgetika bei Bedarf

Themenfeld 4 – Selbstversorgung

PB: »*Ich wurde vom ambulanten Dienst versorgt, schlimm war es, wenn ein Mann kam. Ich trinke am liebsten Pfefferminztee und esse gerne Hausmannskost. Tochter: meine Mutter kann nicht allein Brot schmieren oder Lebensmittel schneiden. Ich benötige Hilfe, wenn ich zur Toilette muss, manchmal ist der Schlüpfer nass, ich brauche Hilfe beim Runterziehen der Hose.*«

PFE: Pflege kann am Waschbecken stattfinden, Frau A. kann für die Intimversorgung stehen. Sie möchte ihre Körperlotion mit Zitrusduft. Sie hat temporär Obstipation, Inkontinenz (Profil: abhängig kompensierte Inkontinenz), sie benötigt Hilfe beim Runterziehen der Hose.

VP: Pflegerische Versorgung durch weibliches Personal am Waschbecken, Körperlotion mit Zitronenduft, Vorlagen, Brote schmieren und Lebensmittel kleinschneiden, Beratung: Obstipationsprophylaxe

Themenfeld 5 – Leben in sozialen Beziehungen

PB: »*Mit meinem Mann habe ich Tanzveranstaltungen besucht. Mittags mache ich immer ein kleines Schläfchen, weil ich ja schlecht schlafe. Abends schaue ich noch gerne Heimatfilme.*«

Tochter: »*Meine Eltern waren im Kegelverein und hörten gerne Schlager.*«

PFE: Frau A. weint bei der Erinnerung an ihren Mann. Frau A. vergewissert sich, ob Personal da sei.

Beschäftigungsangebote: Musik, Tanz, Schauspieler, Mittagsschlaf

Themenfeld 6 – Wohnen/Häuslichkeit

Tochter: Die Zimmergestaltung wird komplett von der Familie von Frau A. übernommen.

Erste fachliche Einschätzung der für die Pflege und Betreuung relevanten Risiken und Phänomene (Matrix)
Die SIS® endet mit der Matrix, die hier außer Acht gelassen wurde.
Überlegen Sie sich bitte trotzdem, welche pflegerelevanten Risiken Frau A. hat.

Weitere Handlungen und Dokumentation:
- Termine: Neurologe/Psychiater
- Beratungsgespräche durchführen

9.8 Maßnahmenplan für Frau Elisabeth A.

Grundbotschaft

Frau A. ist sehr ängstlich und macht sich viele Sorgen. Sie fragt immer wieder, ob alles in Ordnung ist. Entscheidungen fallen ihr schwer. Sicherheit bekommt sie durch das Beibehalten ihrer Routine. Achtung: Ihr Tremor nimmt unter Stress zu.

Tab. 14: Maßnahmenplan für Frau Elisabeth A.

Zeitfenster	
08:00	Medikamentengabe
08:30–09:30	Frau A. steht langsam auf und geht mit ihrem Rollator ins Badezimmer. Je nach Intensität des Tremors ihrer Hände, benötigt sie Unterstützung beim Runterziehen ihrer Hose. Zur Sicherheit bekommt sie eine Vorlage (grün). Körperpflege findet am Waschbecken statt.
	Im vorderen Oberkörperbereich/Gesicht/Mundpflege benötigt sie je nach Beweglichkeit ihrer Hände Unterstützung, ihre Utensilien müssen bereitgestellt werden, wichtig ist ihre Körperlotion mit Zitrusduft. Zur Intimpflege kann sie kurz stehen. Mundpflege übernimmt Frau A. nach Möglichkeit selbst, ihre Haare müssen gekämmt werden. Ihre Kleidung sucht sie selbst aus, beim Ankleiden bekommt sie situationsabhängig Unterstützung. Sie geht dann langsam mit dem Rollator in die Wohnküche.
09:30–10:30	Frühstück – Frau A. sagt, was sie frühstücken möchte. Das Brot muss geschmiert und kleingeschnitten werden. Sie bekommt eine Gabel, mit der sie das Brot isst. Ihr Rollator muss neben ihrem Stuhl stehen, sie benötigt ihn zum Aufstehen, die Bremse zieht sie selbst an.
	Sie trinkt gerne Pfefferminztee.
	Toilettengang: Unterstützung beim Ausziehen der Hose, Vorlage (grün)
10:30–12:00	Teilnehme an Beschäftigungsangebote. Frau A. malt sehr gerne, dazu benötigt sie Stifte mit verdicktem Griff, sonst kann sie sie nicht fassen. Lieblingsthemen: Tanzen, Schlager, Heimatfilme (Schauspieler).
	Teilnahme an Bewegungsangeboten, Balanceübungen, für die Hände Einsatz eines Beuge-/Streckballs

Zeitfenster	
11:30	Medikamentengabe
12:00–13:00	Toilettengang Mittagessen – Frau A. sagt, was sie essen möchte. Fleisch o. ä. muss kleingeschnitten werden. Ihr Rollator muss neben ihrem Stuhl stehen, sie benötigt ihn zum Aufstehen, die Bremse zieht sie selbst an. Sie bevorzugt Hausmannskost.
13:00–14:30	Mittagsschlaf – Frau A. benötigt Unterstützung beim Ausziehen der Schuhe und Hose/Rock. Oberkleidung lässt sie an. Sie klingelt, wenn sie wach ist, und benötigt Unterstützung beim Ankleiden und Haare kämmen. Toilettengang
14:30–15:30	Kaffeetrinken
15:30–18:00	Frau A. möchte ihre Ruhe haben, sie bekommt regelmäßig Besuch von ihrer Familie.
17:30	Medikamentengabe
18:00–19:00	Toilettengang Abendessen – Frau A. sagt, was sie essen möchte. Das Brot muss geschmiert und kleingeschnitten werden. Sie bekommt eine Gabel, mit der sie das Brot isst. Ihr Rollator muss neben ihrem Stuhl stehen, sie benötigt ihn zum Aufstehen, die Bremse zieht sie selbst an.
19:00–22:00	Frau A. wäscht ihr Gesicht, bei der Mundpflege und Haarekämmen benötigt sie Unterstützung, ebenso beim Aus- und Ankleiden des Unterkörpers. Sie schaut abends noch Fernsehen. Am liebsten Heimatfilme.
22:00–08:00	Toilettengang Frau A. klingelt, wenn sie nicht schlafen kann. Sie macht sich oft Sorgen und braucht Absicherungen. Gerne mag sie es, wenn sie sich dann in eine Decke eindrehen und ein Lavendelkissen im Bett haben kann.

10 Essstörungen

Essen, essen, essen. »Liebe geht durch den Magen.« Essen ist Zuneigung. Sie lernen einen Menschen kennen, Sie verabreden sich und gehen essen. Sie laden jemanden ein, was machen Sie? Kochen (oder bestellen). Sie sind eingeladen, was bringen Sie mit? Süßes oder etwas zu trinken. Essen ist Genuss. Zu viel des Guten aber macht dick. Übergewicht wird als krank und unattraktiv gewertet. Auf und in vielen Zeitschriften sind schlanke und sportliche Menschen zu sehen und mindestens genauso viele Diäten im Heft.

Die Nahrungsaufnahme bedeutet Energiezufuhr für den Körper. Der Körper benötigt unterschiedliche Nährstoffe, bekommt er davon zu viel oder zu wenig, reagiert er mit Untergewicht (BMI < 18,5), Übergewicht (> 25) oder Mangelernährung!

Eine Mangelernährung ist nicht ausschließlich ans Gewicht gebunden. »*Im ungünstigsten Fall könnte sogar ein guter BMI oder optimale Gewichtsverläufe über eine Mangelernährung viel zu lange hinweg täuschen, wenn mögliche Störvariablen (z. B. Wassereinlagerung, übermäßig viel Fettmasse) nicht berücksichtigt ... werden.*«[26] Unterschieden wird zwischen qualitativer oder quantitativer Mangelernährung. Bei einer quantitativen Mangelernährung ist die Energieaufnahme kleiner als der Bedarf. Es kommt zu einem Gewichtsverlust mit sichtbarem Verlust von Muskelmasse. Bei der qualitativen Mangelernährung, die auch beim Übergewicht auftreten kann, besteht ein Defizit von essenziellen Nährstoffen, wie Proteine, Vitamine, Mineralstoffe,

---
[26] Halek M, Bartolomeyczik M (2010): Mangelernährung. Schlütersche, Hannover, S. 28

Spurenelemente. Diese Form der Mangelernährung ist schwer zu erkennen und wird oft erst sehr spät erkannt.

Immer wieder gibt es Aussagen, dass kein Bewohner einer Einrichtung Untergewicht haben darf und sofort, oft mit hochkalorischer Kost, gegengesteuert wird. »Nur ein normaler BMI, ist ein guter BMI!« Wo steht das? Nirgendwo! Der Expertenstandard »Ernährungsmanagement zur Sicherstellung und Förderung der oralen Ernährung in der Pflege« fordert: *»Bei jedem Patienten/Bewohner mit pflegerischem Unterstützungsbedarf ist die orale Nahrungsaufnahme entsprechend seinen Bedürfnissen und seinem Bedarf gesichert und es wird einer drohenden oder bestehenden Mangelernährung entgegengewirkt.«*[27] Dieser Zielsetzung können Sie entnehmen, dass auch bei der Ernährung die **Bedürfnisse** und **Wünsche** im Vordergrund stehen. Die professionelle Aufgabe besteht darin, Risiken zu erkennen und zu beraten. Wenn ein Mensch schon immer schlank war bzw. übergewichtig, dann hat er ein Recht, es auch weiterhin zu sein, es sei denn, er möchte es anders!

10.1 SIS®-Gespräch mit Frau Simone E.

Sie führen mit Frau E. das SIS®-Gespräch. Sie informieren sie über den Sinn und Zweck des Gesprächs. Dass Sie nämlich nicht neugierig sind, sondern dass Sie gemeinsam besprechen und planen möchten, wie Frau E. gut in ihrer neuen Umgebung ankommen kann. Ebenfalls informieren Sie sie darüber, wie viel Zeit Ihnen für das Gespräch zur Verfügung steht.

Sie stellen die Ausgangsfrage, wie es Frau E. damit geht, in Ihrer Einrichtung zu sein und wie in der Vergangenheit ihr Alltag aussah.

»Was soll ich Ihnen sagen, wie es mir geht. Mehr als bescheiden. Schauen Sie mich an, ich bin 51 Jahre, sitze im Rollstuhl, wenigstens habe ich einen e-Rollstuhl, einen Flitzer und bin in einem Altenheim. Jetzt habe ich gegen meine Multiple Sklerose (MS) verloren. In den letzten Jahren habe ich so gekämpft und mich

---

[27] Vgl. DNQP (2017): Expertenstandard Ernährungsmanagement zur Sicherung und Förderung der oralen Ernährung in der Pflege. Osnabrück.

an alle Empfehlungen gehalten. Und, hat es was gebracht? Nein und bitte fangen Sie nicht auch damit an, dass ich zu dünn bin.«

Frau E. unterdrückt ihre Tränen, Sie geben ihr die Möglichkeit durchzuatmen.

Dann spricht sie weiter: »Ach, entschuldigen Sie, Sie können ja nichts dazu. Aber ich komme damit noch nicht klar. Nun bin ich hier. Ich war Stewardess, in den letzten Jahren nur noch als Bodenpersonal tätig und jetzt berentet. Seit der Diagnosestellung durfte ich nicht mehr in die Luft. Mein Tagesablauf sollte strukturiert sein. Die MS nahm trotz allem einen schnellen Verlauf. Jetzt komme ich allein nicht mehr klar. Ich war überall auf der Welt und habe es nicht geschafft, eine Familie zu gründen. Meine Freundin hat sich bis jetzt um mich gekümmert, aber ich kann kaum noch das Bett verlassen. Auch wenn ich ein Fliegengewicht bin!«

Sie fragen Frau E. ob sie schon immer ein »Fliegengewicht« gewesen sei. Frau E. sagt erst einmal nichts, es fällt ihr sichtlich schwer, die richtigen Worte zu finden. Sie eröffnet das Thema damit, dass sie Ihnen anvertraut, dass dies nicht ihr »Lieblingsthema« sei, jedoch ist es ihr klar, dass sie es Ihnen erzählen muss. »Ich war als Jugendliche ein Pummel, in der Schule wurde ich oft gehänselt, das führte dazu, dass ich noch mehr gegessen habe und noch dicker wurde. Irgendwann sah ich in einer Zeitschrift Bilder von sehr hübschen Stewardessen, sehr schlank, die die Welt bereisten. Das wollte ich auch! Also machte ich eine Diät und siehe da, ich bekam Komplimente. Sogar der Superboy der Klasse sah mich jetzt an und lächelte. Also nahm die Geschichte ihren Lauf – mit der Diagnose Anorexia nervosa. Ich habe viele Therapien durchlaufen. Ich bin weiterhin sehr schlank geblieben, mein Gewicht liegt meist bei max. 55 kg, ich bin 168 groß. Mehr möchte ich auch nicht wiegen und schon gar nicht jetzt. Ich habe alles hinter mir. Sport bis zum Umfallen, Abführmittel, Entwässerungstabletten, nur einen Salat am Tag und immer noch das Gefühl, zu dick zu sein.«

Sie informieren Frau E., dass Sie mit ihr ein Beratungsgespräch führen werden. Frau E. möchte selbst bestimmen, was sie isst.

Sie besprechen mit Frau E. ihre Bewegungsfähigkeit und lassen sich die Bewegungsmöglichkeiten zeigen. Im Bett liegt sie primär auf der linken Seite.

Sie berichtet, dass sie im Krankenhaus ein Druckgeschwür gehabt habe. Das sei aber wieder weg. Zu Hause hatte sie an den Bettseiten ein Seil, dadurch konnte sie ihre Position gut verändern. Im Rollstuhl braucht sie linksseitig eine Stütze, sie kann ihre Sitzposition nicht mehr stabil halten. Der Transfer vom Bett in den Rollstuhl und zurück kann nur mit einem Lifter stattfinden.

Sie erklären ihr, wie der Transfer durchgeführt wird. Weiterhin besprechen Sie mit ihr, dass sie pflegerisch im Intimbereich, Beine und Füße im Bett gepflegt wird und dann mit dem Rollstuhl ins Badezimmer gefahren wird. Frau S. möchte täglich geduscht werden. Sie besprechen mit ihr, dass dies nicht jeden Tag möglich sein wird. Jedoch mit ihr am Morgen des Tages die Möglichkeiten klären.

Weiterhin möchte Frau S., dass eine Intimrasur stattfindet, das gehöre zu ihrer Identität, mit einem entsprechenden Spiegel kann sie diese selbst durchführen. Die Beine müssten rasiert werden. Auch ist es ihr wichtig, geschminkt zu sein. Zu ihrer Körperhygiene gehören ebenfalls eine Körperlotion und gut frisierte Haare. Sie habe sonst nichts mehr und ihr Aussehen gehörte zu ihrem Beruf.

Frau E. ist komplett inkontinent, das ist ihr besonders peinlich und sie bittet um Diskretion. Früher habe sie sich regelmäßig katheterisiert, da sie jedoch immer wieder Blasenentzündungen hatte, habe sie damit aufgehört. Sie habe ihre Blase jedoch trainiert, sodass sie alle zwei Stunden zur Toilette gebracht werden müsste, dann bleibt sie trocken. Sie besprechen mit ihr, dass Sie dies planen würden, jedoch sollte sie sich bitte melden. Nachts möchte sie jedoch nicht geweckt werden. Sie benutzt dann eine Vorlage.

Zu den Fragen nach ihren Interessen muss Frau E. lange überlegen. Sie antwortet schließlich: »*Die Arbeit war mein Leben.*«

Sie informieren Frau E. über diverse Beschäftigungsangebote, die sie allerdings alle ablehnt. »*Ich möchte auch nicht über meinen Beruf ausgefragt oder damit beschäftigt werden. Dadurch wird nur der Verlust präsent. Was ich brauche, ist mein Notebook und mein Smartphone.*«

Leider gibt es in der Einrichtung kein WLAN, ihre Freundin wird sich um einen Router kümmern.

Sie besprechen mit Frau E. die Vorstellung bei einem Psychologen.

»Davon möchte ich nichts wissen. Die habe ich schon in der Therapie der Anorexie oft genug erlebt. Wichtig ist mir meine Physiotherapie für meine Bewegungsabläufe und die Ergotherapie zum Erhalt meiner alltagsrelevanten Bewegungsabläufe. Ich habe immer wieder Muskelschmerzen. Die Therapien finden jeweils 1x pro Woche statt. Das reicht mir wirklich, ich fühle mich sowieso immer erschöpft (Fatigue-Syndrom), bitte gönnen Sie mir meine Ruhe.«

Sie planen mit Frau E. ein Beratungsgespräch zum Ernährungsmanagement und informieren sie darüber, dass bei diesem Symptom gerade Rohkost, leichte Kost und ausreichende Flüssigkeitszufuhr die Wahrnehmung positiv beeinflussen kann.

Sie informieren Frau E., dass sie ihren Wunsch nach Ruhe akzeptieren, ob sie jedoch damit einverstanden sei, regelmäßig über die Angebote der Einrichtung informiert zu werden und wie wichtig es für sie ist, eine Tagesstruktur zu haben. Frau E. möchte jetzt auch ihre Ruhe haben. Wichtig ist ihr noch, dass das Personal weiß, dass sie oft ungehalten und gereizt reagiert, das würde ihr leidtun, aber sie könne sich nicht immer steuern.

 Übung

Ihre Expertise
- Wie sieht Ihre fachliche Einschätzung aus?
- Worauf verständigen Sie sich mit Frau E.?

10.2 Definition

Essstörungen werden meist mit einer enormen Angst vor dem Dickwerden begründet. Die ICD-10 unterscheidet die beiden Formen Anorexia nervosa und Bulimia nervosa. Zur Diskussion steht eine dritte Form, das Binge-Eating. Zusätzlich wird die Orthorexie zunehmend Thema. Sie gehört jedoch nicht zu den Essstörungen. Betroffene beschäftigen sich akribisch mit gesunden Lebensmitteln und versuchen, sich nur gesund zu ernähren. Sie befürchten, durch »falsche« Ernährung krank zu werden.

10.2.1 Häufigkeit und Verlauf

Betroffen sind bei Essstörungen meist junge Frauen im Alter zwischen 15 und 25 Jahren. Jedoch sind immer öfter auch junge Männer betroffenen. Die Erkrankten koppeln oft das unbedingte Schlanksein mit Erfolg, gutem Aussehen und Anerkennung.

Frau E.: *»Ich war als Jugendliche ein Pummel, in der Schule wurde ich oft gehänselt, das führte dazu, dass ich noch mehr gegessen habe und noch dicker wurde. Irgendwann sah ich in einer Zeitschrift Bilder von sehr hübschen Stewardesse, sehr schlank, die die Welt bereisten. Das wollte ich auch. Ich machte eine Diät und siehe da, ich bekam Komplimente. Sogar der ›Superboy‹ der Klasse sah mich jetzt an und lächelte.«* (▶ Kap. 10.1)

10.3 Anorexia nervosa

Im Vordergrund der Erkrankung steht eine Körperschemastörung, das bedeutet, dass Betroffene das Gefühl haben, zu dick zu sein, obwohl sie sehr schlank sind. Die Anorexia nervosa wird umgangssprachlich als »Magersucht« bezeichnet. Meist liegt das Körpergewicht < 17,5 kg/m^2 (BMI).

10.3.1 Symptome

Menschen mit einer Anorexia nervosa kennen sich sehr gut mit dem Thema Ernährung aus. Sie wissen genau, wie viel Kalorien, Fett- und Glukoseanteile Lebensmittel haben und bevorzugen, wenn sie etwas essen, nur kalorienarme Lebensmittel. Sie kochen sehr gerne – für andere. Dass sie selbst nichts oder nur wenig essen, erklären sie oft damit, dass sie z. B. beim Kochen schon viel probiert, oder vorher schon bei einer Freundin oder bei der Arbeit viel gegessen hätten.
Weiterhin treiben Erkrankte massiv Sport, etwa Joggen, Radfahren o. ä., um so viele Kalorien wie möglich zu verbrauchen. Zusätzlich nehmen sie oft Medikamente wie Laxantien, Diuretika und/oder Schilddrüsenmedikamente.

Frau E.: »*Mein Gewicht liegt jetzt meist bei 55 kg, ich bin 168 cm. Mehr möchte ich auch nicht wiegen und schon gar nicht jetzt. Ich habe alles hinter mir. Sport bis zum Umfallen, Abführmittel, Entwässerungstabletten, nur einen Salat am Tag, und immer noch das Gefühl, zu dick zu sein.*« (▶ Kap. 10.1)

Körperlich können folgende Symptome auftreten:
- Bradykardie
- Hypotonie
- Hypothermie
- Haarausfall
- Ödeme
- Laborchemische Veränderungen
- Amenorrhoe
- Lanugohaar

10.4 Bulimia nervosa

Die Bulimia nervosa ist durch Heißhungerattacken und anschließendes Erbrechen gekennzeichnet. Menschen mit dem sog. »Ochsenhunger« beschäftigen sich intensiv mit ihrem Körpergewicht. Sie sind nicht zwingenderweise untergewichtig, sondern normal- bis teilweise leicht übergewichtig.

10.4.1 Symptome

Durch das fortwährende Erbrechen kann es zu Elektrolytverschiebungen kommen. Diese Verschiebung kann dazu führen, dass betroffene Menschen eine Tetanie bekommen, epileptische Anfälle, Herzrhythmusstörungen oder Muskelschwäche entwickeln.

Durch das ständige Auslösen des Erbrechens, entwickeln Erkrankte Schwielen an den Fingern. Es kann zu Entzündungen des Ösophagus kommen und zu Schädigungen der Zähne.

10.5 Kurz erklärt: Multiple Sklerose

Die Multiple Sklerose findet sich in der ICD-10 nicht im F-Bereich psychiatrische Krankheitsbilder, sondern im G-Bereich Neurologie Krankheitsbilder. Die Erkrankung kann sich sehr vielfältig zeigen und wird auch die Krankheit der »1000 Gesichter«[28] genannt. Die Multiple-Sklerose ist eine chronisch-entzündliche Erkrankung des zentralen Nervensystems (ZNS).

Multiple steht für »vielfach«, Sklerose für »hart« und soll ausdrücken, dass durch die Entzündung Narbengewebe entsteht.

10.5.1 Häufigkeit und Verlauf

Das Erkrankungsalter liegt zwischen 18 und 40 Jahren. Es sind fast doppelt so viele Frauen wie Männer betroffen.

Die Erkrankung verläuft schubweise, die Dauer eines Schubes und die Intensität sind individuell. Meist entwickelt er sich innerhalb von Tagen und klingt nach einer Zeit wieder ab. So können Sie mit den betroffenen Bewohnern edukativ erarbeiten, unter welchen Bedingungen etwas stattfindet und damit gemeinsam ggf. den nächsten Schub abwenden.

---

[28] Vgl. Windangel H (2022): Krankheitsbild Multiple Sklerose. CNE.fortbildung 01/2022, S. 2–16.

10.5.2 Symptome

- Bewegungseinschränkungen, wie Spastiken in unterschiedlichen Ausprägungen
  - Frau E.: »Ich kann kaum noch das Bett verlassen. Ich kann meine Sitzposition nicht mehr stabil halten.« (▶ Kap. 10.1)
- Ataxien und Tremor, v. a. Intentionstremor
- Sehstörungen, z. B. verschwommenes Sehen
- Schluckstörungen
- Trigeminusneuralgie
- Sprach- und Sprechstörungen
- Sensibilitätsstörungen, wie z. B. Ameisenlaufen
- Blasen- und Darmstörungen
  - Frau E. ist komplett inkontinent, das ist ihr besonders peinlich und sie bittet um Diskretion (▶ Kap. 10.1)
- Sexualstörungen
- Subjektives Gefühl physischer und psychischer Erschöpfung (Fatigue-Syndrom)
  - Frau E.: »Ich fühle mich sowieso immer erschöpft (Fatigue-Syndrom), bitte gönnen Sie mir meine Ruhe.« (▶ Kap. 10.1)
- Psychische Symptome, z. B. Gefühlsschwankungen
  - Frau E.: »Wichtig ist mit noch, dass das Personal weiß, dass ich oft ungehalten und gereizt reagiere, das tut mir leid, aber ich kann mich dann nicht mehr steuern.« (▶ Kap. 10.1)

10.6 Pflege und Beschäftigung

Menschen mit einer Essstörung haben sich seit Jahren mit dem Thema Essen und Gewicht beschäftigt. Es dauert oft sehr lange, bis sie eine Therapie annehmen können. Haben Betroffene gelernt, mit ihrer Störung zu leben, haben sie eine Überlebenschance. Einige schaffen es nicht, in Folge von Elektrolytveränderungen kann es zum Herzversagen kommen, vor allem bei der Anorexia nervosa.

Erkrankte Menschen mussten sich immer wieder erklären bzw. »Ausreden« finden, um nicht entlarvt zu werden oder sich verteidigen. Aussagen wie »Dann müssen Sie einfach was essen, dann wird es auch wieder!« sind nicht hilfreich. Denn nicht nur »Schlanksein« spielt eine Rolle, sondern die Menschen erleben sich als zu dick.

Nehmen Sie den erkrankten Menschen wahr und stärken Sie sein Selbstwertgefühl. Dies ist oft nicht sehr stabil. Die Anorexie kann Elektrolytveränderungen verursachen. Achten Sie daher auf Mangelerscheinungen und besprechen Sie mit den behandelnden Ärzten regelmäßige Blutkontrollen. Sie sollten klare Absprechen hinsichtlich der Nahrungsaufnahme treffen, ggf. ist es ratsam, mit Menschen mit einer Anorexie gemeinsam Essen zuzubereiten. Vermeiden Sie das tägliche Wiegen. Vereinbaren Sie einen festen Tag und das Wiegen unter gleichen Bedingungen. Menschen, die akut ihre Anorexie »leben«, sind bei der Manipulation des Gewichts sehr einfallsreich. Vor dem Wiegen wird z. B. viel getrunken oder etwas Schweres in die Tasche gesteckt.

Menschen mit einer Bulimia nervosa fühlen sich wiederkehrend als Versager. Nach jeder Heißhungerattacke nehmen sie sich vor, dass dies nicht mehr vorkommen wird – bis zum nächsten Mal – und sie werden wieder große Mengen essen, sich schlecht fühlen und ein Erbrechen herbeiführen.

Besprechen Sie mit dem Betroffenen sein Essverhalten, unter welchen Bedingungen es zu den Heißhungerattacken kommt und wie diese abgewendet werden können. Stärken Sie sein Selbstwertgefühl und loben Sie seine Erfolge.

10.6.1 Pflege und Beschäftigung bei Multipler Sklerose

Wichtig ist eine gute medikamentöse Therapie. In akuten Schüben bekommt der Betroffene in der Regel Glukokortikoide. Um einen neuen Schub zu vermeiden, werden Immunsuppressiva verordnet. Im nicht-medikamentösen Bereich kommen Physiotherapie und Ergotherapie zum Einsatz. Achten Sie auf eine regelmäßige Teilnahme.

Der erkrankte Mensch hat oft Schmerzen, besonders im Rücken in den Muskeln. Er ist oft müde und kraftlos. Wichtig sind alle Maßnahmen, um seine Bewegung zu fördern. Physiotherapeuten führen unterstützende Maßnahmen durch. Lassen Sie sich diese Bewegungsübungen zeigen und versuchen Sie, diese in den Alltag zu integrieren bzw. bei Beschäftigungsangeboten einzubauen. Sie müssen kein Physiotherapeut werden und jeder Tätige darf nur in seinen Kompetenzen aktiv werden, jedoch ist die eine oder andere Übung anzuleiten.

Im Rahmen der Beschäftigungsangebote ist die Basale Stimulation® sehr hilfreich. Unterstützen Sie das Körpergefühl des erkrankten Menschen.

Bei der Körperpflege und beim An- und Ausziehen sollten Sie mit der motorisch stärker eingeschränkten Körperseite beginnen. Sind Veränderungen in der Feinmotorik vorhanden, unterstützen Sie den Menschen mit angepasster Kleidung. Knöpfe oder Reißverschlüsse sind oft nicht mehr zu handhaben. Ersetzen Sie diese etwa durch Klettverschlüsse. Besteck und/oder Stifte sollten Sie mit einem verdickten Griff versehen, damit die Gegenstände besser zu fassen sind.

Treten Kommunikationsstörungen in Form von verwaschener Sprache auf, arbeiten Sie ggf. mit Karten oder einem Sprachcomputer. Beobachten Sie Veränderungen, sodass Sie rechtzeitig Logopäden einschalten können.

Viele Erkrankte haben Blasen- und/oder Darmstörungen. Es besteht ein hohes Risiko von wiederkehrenden Infektionen, daher sollte auf Katheter verzichtet werden. Achten Sie auf Veränderungen bzgl. Farbe und/oder Geruch des Urins bzw. leiten Sie den erkrankten Mensch an, darauf zu achten. Besprechen Sie mit ihm einen Toilettenplan, damit können sie die Blase trainieren und rechtzeitig zur Toilette gehen. Berücksichtigen Sie die Profile des Expertenstandards »Förderung der Harnkontinenz«[29].

---

[29] DNQP (2014): Expertenstandard Förderung der Harnkontinenz in der Pflege. Osnabrück.

Tab. 15: Kontinenzprofile

Profil	Merkmal	Beispiel
Kontinenz	Kein unwillkürlicher Harnverlust, keine personelle Hilfe notwendig, keine Hilfsmittel	
Unabhängig erreicht Kontinenz	Kein unwillkürlicher Harnverlust, keine personelle Unterstützung notwendig, selbstständige Durchführung von Maßnahmen	Der Erkrankte katheterisiert sich selbst
Abhängig erreichte Kontinenz	Kein unwillkürlicher Harnverlust, personelle Unterstützung bei der Durchführung von Maßnahmen notwendig	Der Erkrankte wird nach Plan rechtzeitig zur Toilette begleitet.
Unabhängig kompensierte Inkontinenz	Unwillkürlicher Harnverlust, keine personelle Unterstützung bei der Versorgung	Der Erkrankte hat unwillkürlichen Harnverlust, er versorgt sich selbst.
Abhängig kompensierte Inkontinenz	Unwillkürlicher Harnverlust, personelle Unterstützung bei der Versorgung notwendig	Der Erkrankte hat unwillkürlichen Harnverlust und wird von Ihnen versorgt
Nicht kompensierte Inkontinenz	Unwillkürlicher Harnverlust, personelle Unterstützung wird nicht in Anspruch genommen	Der Erkrankte hat unwillkürlichen Harnverlust nimmt jedoch keine Versorgung an

Frau E. benötigt als relativ junge Frau (sie ist 51 Jahre alt) andere Beschäftigungsangebote als ein älterer Mensch. In den nächsten Jahren müssen sich aber auch die Angebote für andere Heimbewohner ändern. Zunehmend werden technische Voraussetzungen gefordert werden, wie etwa das WLAN für Frau E. Ebenso ist es zu akzeptieren, wenn Bewohner Beschäftigungsangebote ablehnen. Weitere Veränderungen sind im Rahmen der Pflege zu finden. Dazu gehört wie bei Frau E. die gewünschte Intimrasur, wie tägliches Duschen, schminken etc.

10.7 SIS® für Frau Simone E.

Lesen Sie bitte vorher das Kapitel Strukturmodell (▶ Kap. 2.2) durch. Schauen Sie sich bitte nochmals das Ausgangsgespräch (▶ Kap. 10.1) an. Bevor Sie sich die beispielhafte SIS® und den Maßnahmenplan anschauen, füllen Sie erst selbst die SIS®[30] aus und erstellen einen exemplarischen Maßnahmenplan.

Info
Die im Folgenden ausgefüllten Themenfelder und der Maßnahmenplan dienen der Orientierung und nicht zur direkten Übernahme. Jeder Bewohner ist individuell und verdient seine individuelle Planung.

Im Folgenden finden Sie in den Themenfeldern die Dreiteilung PB (Pflegebedürftige), PFE (Pflegefachliche Einschätzung) und VP (Verständigung). Diese Abgrenzung dient dem Verständnis, Sie müssen dies nicht in diesen Grundstrukturen getrennt erfassen. Das Grundprinzip sollte jedoch aufrechterhalten bleiben: **Was sagt der Pflegebedürftige, was schätzen Sie fachlich ein und worauf verständigen Sie sich? Das sollte in den Themenfeldern stehen. Unter VP steht, was Sie mit der zu versorgenden Person vereinbart haben.**

Es sei denn, Sie können mit dem Bewohner, Angehörigen/Betreuer kein Gespräch führen. Dann findet sich in der SIS® ausschließlich Ihre fachliche Einschätzung wieder.

---

[30] https://www.ein-step.de/schulungsunterlagen/schulungsunterlagen/

Tab. 16: SIS® für Frau Simone E.

Was bewegt Sie im Augenblick? Was brauchen Sie? Was können wir für Sie tun?

PB: »Was soll ich Ihnen sagen, wie es mir geht. Mehr als bescheiden. Schauen Sie mich an, in bin 51 Jahre, sitze im Rollstuhl und bin in einem Altenheim.«
Frau E. unterdrückt ihre Tränen und berichtet, dass sie noch nicht damit klarkommt. Sie berichtet, dass sie Stewardess ist und seit der Diagnose MS nur noch als Bodenpersonal tätig war.
»Bzgl. der Anorexia habe ich alles hinter mir, Abführmittel, Entwässerungstabletten und einen Salat am Tag. Dick habe ich mich immer noch gefühlt.«

Themenfeld 1 – kognitive und kommunikative Fähigkeiten

PFE: Frau E. hat Probleme mit dem Einzug in die Einrichtung. Depression ist zu klären.

VP: Psychologe wird abgelehnt.

Themenfeld 2 – Mobilität und Beweglichkeit

PB: »Ich kann das Bett nur mit Hilfe verlassen, auch wenn ich ein Fliegengewicht bin, ist es schwer. Im Krankenhaus habe ich ein Druckgeschwür gehabt. Wenigstens habe ich einen e-Rollstuhl, einen Flitzer.«

PFE: Frau E. liegt im Bett primär auf der linken Seite, sie ändert ihre Position im Bett durch Seile, die an den Bettseiten angebracht sind. Im Rollstuhl braucht sie rechtsseitig eine Stütze, sie kann ihre Sitzposition nicht halten. Der Transfer vom Bett in den Rollstuhl und zurück findet mit einem Lifter statt. Wenn sie im Bett liegt, wird sie alle drei Stunden im Bett bewegt, gleichzeitig soll sie mit Hilfe der Seile Mikrobewegungen durchführen. Im Rollstuhl kommt ein Antidekubituskissen zur Anwendung plus seitliche Unterstützung.

VP: Einsatz Lifter, Dekubitusprophylaxe, Einsatz von Hilfsmitteln

Themenfeld 3 – krankheitsbezogene Anforderungen und Belastungen

PB: »Jetzt habe ich gegen meine Multiple Sklerose verloren. In den letzten Jahren habe ich so gekämpft und mich an alle Empfehlungen gehalten. Ich habe immer wieder Muskelschmerzen.«

PFE: Frau E. eröffnet das Thema der Anorexia damit, dass dies nicht ihr »Lieblingsthema« sei.

PB: »Ich war als Jugendliche ein Pummel, in der Schule wurde ich oft gehänselt, das führte dazu, dass ich noch mehr gegessen habe und noch dicker wurde. Irgendwann sah ich in einer Zeitschrift Bilder von sehr hübschen Stewardessen, sehr schlank, die die Welt bereisten. Das wollte ich auch! Also machte ich eine Diät und siehe da, ich bekam Komplimente. Sogar der Superboy der Klasse sah mich jetzt an und lächelte. Also nahm die Geschichte ihren Lauf – mit der Diagnose Anorexia nervosa. Der Schmerz ist instabil, zwischen NRS 3 bis 7.«

VP: Physiotherapie, Ergotherapie, Schmerzmanagement

SIS® für Frau Simone E.

Themenfeld 4 – Selbstversorgung

PB: »*Fangen Sie nicht auch noch damit an, dass ich zu dünn bin. Ich habe viele Therapien durchlaufen und seit meiner Anorexia bin ich schlank geblieben. Mein Gewicht liegt meist bei 55 kg. Mehr möchte ich auch nicht wiegen und schon gar nicht jetzt. Ich möchte selbst bestimmen, was ich esse.*«

PFE: Frau E. möchte nach Möglichkeit täglich geduscht werden, dies wird mit ihr immer morgens besprochen.

Sonst findet Pflege im vorderen Intimbereich von Frau E. statt, Intimrasur durch Frau E. selbst, im hinteren Bereich durch PP, Beine und Füße werden im Bett gewaschen. Beine einmal wöchentlich rasieren durch PP. Nach der Pflege im Bett Transfer in den Rollstuhl, dann ans Waschbecken. Oberkörper wird von Frau E. gepflegt, nach der Pflege schminkt sich Frau E.

Frau E. ist inkontinent (abhängig kompensierte Inkontinenz), auf Privatsphäre ist besonders zu achten

VP: Beratungsgespräch: Ernährungsmanagement

Themenfeld 5 – Leben in sozialen Beziehungen

PB: »*Ich war beruflich überall auf der Welt und habe es nicht geschafft, eine Familie zu gründen. Meine Freundin hat sich bis jetzt um mich gekümmert. Arbeit war mein Leben.*«

PFE: Frau E. lehnt alle Beschäftigungsangebote ab, sie möchte auch nicht nach ihrem Beruf ausgefragt werden. Sie wünscht sich ihr Notebook und ihr Smartphone. Einen Vorschlag einen Psychologen hinzuzuziehen, lehnt sie ab.

VP: Freundin besorgt einen Router, Unterstützung zum Einleben in die Praxis

Themenfeld 6 – Wohnen/Häuslichkeit

PB: »*Die Freundin unterstützt mich beim Einzug.*«

Erste fachliche Einschätzung der für die Pflege und Betreuung relevanten Risiken und Phänomene (Matrix)

Die SIS® endet mit der Matrix, die hier außer Acht gelassen wurde. Überlegen Sie sich bitte trotzdem, welche pflegerelevanten Risiken Frau E. hat.

Weitere Handlungen und Dokumentation
- Antidekubituskissen für Rollstuhl bestellen
- Physiotherapie, Ergotherapie
- Beratung: Ernährungs-, Schmerz- und Dekubitusmanagement

10.8 Maßnahmenplan für Frau Simone E.

Grundbotschaft
Frau E. legt Wert auf ein gepflegtes Aussehen. Sie möchte nicht auf ihren ehemaligen Beruf angesprochen und mit ihrem Gewicht akzeptiert werden, wie es ist. Sie lehnt Beschäftigungsangebote ab. Sie benutzt ihren e-Rollstuhl selbstständig.

Tab. 17: Maßnahmenplan für Frau Simone E.

Zeitfenster	
07:00	Rücksprache mit Frau E. nach ihrem Schmerzerleben und ggf. Analgetikagabe.
08:00–09:00	Mit Frau E. wird geklärt, ob sie geduscht werden kann oder ob die Pflege im Bett/Waschbecken durchgeführt wird. Je nach Schmerzsituation entscheidet Frau E. was für sie möglich ist. Duschen: Transfer mit Lifter in den Rollstuhl, Transfer zur Toilette, dann in den Duschstuhl. Frau E. bekommt ihre Waschlotion und Waschlappen und wäscht sich den vorderen Körper selbst. Rücken, Beine und Füße durch PP. Abtrocken und anziehen gleich, schminken durch Frau E. selbst. Sie sucht sich ihre Kleidung aus. Waschbecken: Vorderer Intimbereich durch Frau E. im Bett, hinterer Intimbereich, Beine und Füße durch PP. Transfer mit Lifter in den Rollstuhl, Transfer Toilette, dann weiter wie beim Duschen beschrieben. Frau E. führt bei sich die Intimrasur durch, dazu muss ein Spiegel gehalten werden. Rasur der Beine durch PP. Nach der Pflege schminkt sich Frau E., je nach Verfassung benötigt sie Unterstützung.
09:00–10:00	Frühstück – Frau E. bestimmt selbst, was sie essen möchte, teilweise muss sie motiviert werden, jedoch darf kein Druck ausgeübt werden.
10:00–12:00	Transfer Toilette, dann Transfer ins Bett, Notebook und Smartphone bereitstellen. Erinnern, dass sie Mikrobewegungen mithilfe der Seile durchführen soll. Freilagerung der Fersen.

Maßnahmenplan für Frau Simone E.

Zeitfenster	
12:00–13:00	Transfer Toilette Mittagessen – Frau E. bestimmt selbst was sie essen möchte, teilweise muss sie motiviert werden, jedoch keinen Druck ausüben. Medikamentengabe
13:00–15:00	Transfer Toilette, dann Transfer ins Bett, Notebook und Smartphone bereitstellen. Erinnern, dass sie Mikrobewegungen mithilfe der Seile durchführen soll.
15:00–17:30	Kaffeetrinken – Frau E. bekommt am Nachmittag oft Besuch von ihrer Freundin, sie möchte am Nachmittag im Rollstuhl bleiben. Entweder fährt sie mit ihrer Freundin spazieren oder je nach Wetter allein.
17:30–18:30	Transfer Toilette Abendessen – Frau E. bestimmt selbst was sie essen möchte, teilweise muss sie motiviert werden, jedoch keinen Druck ausüben. Medikamentengabe
18:30–21:00	Transfer ins Bett, Notebook und Smartphone bereitstellen, Erinnern, dass sie Mikrobewegungen mithilfe der Seile durchführen soll. Freilagerung der Fersen.
21:00–22:00	Pflege am Waschbecken, Materialien bereitstellen, Frau E. führt Pflege im vorderen Bereich durch. Gesäß durch PP. Transfer zur Toilette, dann ins Bett Fernbedienung bereitlegen. Medikamentengabe
22:00–7:00	Dreistündlicher Positionswechsel, besonders auf Freilagerung der Fersen achten.

11 Abhängigkeitserkrankungen

Haben Sie schon einmal versucht, das, was Sie gerne machen, nicht mehr zu tun, sich etwas abzugewöhnen? War es einfach? Wollte schon einmal ein anderer Mensch, dass Sie bestimmte Dinge nicht mehr tun? Rauchen Sie und wollten schon einmal aufhören? Hatten Sie schon mal vor, eine Diät zu machen und wollten daraufhin direkt zum Kühlschrank? Wenn Menschen an etwas gewöhnt sind, ist es nicht so einfach, sich davon zu verabschieden. Vor allem nicht, wenn die Substanzen Suchtmittel sind. Aber natürlich gibt es Abstufungen: Was ist ein Missbrauch? Was bereits eine Sucht? Und was ist eine Abhängigkeit?

Ein **Missbrauch** oder auch **Abusus** genannt, ist ein schädlicher, missbräuchlicher Gebrauch einer Substanz, aber noch keine Abhängigkeit. Die WHO[31] versucht den Begriff »Sucht«, der Siechen = Krankheit bedeutet, durch den Begriff »Abhängigkeit« zu ersetzen. Dieser Begriff soll beide Elemente, die körperliche und die psychische Abhängigkeit, darlegen.

Bei einer **Abhängigkeit** kann sich der betroffene Mensch nicht mehr von einer Substanz lösen. Sein Denken kreist immer mehr um die Einnahme der Substanz, der Suchtdruck, das Verlangen, das sog. Craving, nimmt zu. Es kommt zu einer Toleranzentwicklung und bei Abstinenz zu psychischen und/oder physischen Entzugserscheinungen. Schauen Sie sich den Film »28 Tage« mit Sandra Bullock an. Er zeigt sehr eindrücklich, wie gravierend eine Abhängigkeit ist.

---

[31] Vgl. Stöcker 2021b

Bei regelmäßigem Konsum entwickelt sich eine Toleranz gegenüber der eingenommenen Substanz. Die Toleranzentwicklung beschreibt den Sachverhalt, dass der betroffene Mensch die Menge erhöhen muss, um die (gleiche) Intensität des Rausches zu erleben. So ist auch der Wechsel von Bier auf Schnaps erklärbar: Die benötigten Mengen an Bier können allein wegen des Volumens nicht getrunken werden. So wechselt der Alkoholabhängige etwa zu Schnaps, weil er von dieser stärker alkoholhaltigen Substanz wesentlich weniger trinken muss, um in einen rauschhaften Zustand zu kommen.

Die Wirkung einer Droge ist je nach ihrer Substanz unterschiedlich, ebenso das jeweilige Suchtpotenzial. Das Suchtpotenzial beschreibt, wie schnell eine Abhängigkeit erzeugt werden kann. Ein sehr hohes Potenzial hat Heroin oder das aus Russland kommende Krokodil (Desomorphin), Alkohol hat im Vergleich dazu ein niedriges Potenzial.

Die ICD-10 beschreibt die folgenden Substanzen (die ICD-11 hat diese Einteilungen, bis auf wenige Erweiterungen, weitgehend übernommen). Unterschieden werden nicht-stoffgebundene Abhängigkeiten (in der ICD-11 als abhängige Verhaltensweisen beschrieben) und stoffgebundene Abhängigkeiten:

- Alkohol
- Opioide
- Cannabinoide
- Sedativa und Hypnotika
- Kokain
- Andere Stimulanzien, einschließlich Koffein
- Halluzinogene
- Tabak
- Flüchtige Lösungsmittel

Weiterhin wird unterschieden, in welchem Zustandsbild sich der abhängige Mensch befindet:
- Akute Vergiftung
- Schädlicher Gebrauch
- Abhängigkeitssyndrom
- Entzugssyndrom mit und ohne Delir
- Psychotische Störung
- Amnestische Störung

11.1 SIS®-Gespräch mit Herrn Kai K.

Sie führen mit Herrn K. und seinem Bruder das SIS®-Gespräch. Sie informieren ihn über den Sinn und Zweck des Gespräches. Dass Sie nämlich nicht neugierig sind, sondern dass Sie gemeinsam besprechen und planen möchten, wie Herr K. gut in seiner neuen Umgebung ankommen kann. Ebenfalls informieren Sie ihn darüber, wie viel Zeit Ihnen für das Gespräch zur Verfügung steht.

Sie stellen die Ausgangsfrage, wie es Herrn K. damit geht, in Ihrer Einrichtung zu sein und wie in der Vergangenheit sein Alltag aussah.

Herr K. schaut Sie fragend an und weiß nicht genau, wo er ist.

Sein Bruder berichtet: »*Herr K. trinkt bereits seit Jahren große Mengen Bier und Schnaps. Er war verheiratet, hat zwei Kinder und war als Tischlermeister Inhaber einer Schreinerei. Eigentlich führte er ein normales Leben. Der Druck wurde immer größer, Modernisierung, wenig Fachkräfte, Schulden. Es gab zwar genug Aufträge, doch die Kunden wollten immer weniger zahlen, es gibt genug Möbelhäuser. Gleichzeitig musste er sich gesellschaftlich zeigen, der ortsansässige Schützenverein war Pflicht. Na ja, mein Bruder trank immer mehr, immer öfter, nicht nur in Gesellschaft, sondern zunehmend allein und schon tagsüber, um fit zu sein. Als er wegen einer Handverletzung ins Krankenhaus musste, zeigte sich das Drama. Mein Bruder entwickelte ein Delir und das erste Mal wurde in der Familie darüber gesprochen, dass er alkoholabhängig ist.*

Die Ehe war schon lange nicht mehr, was sie mal war. Meine Schwägerin stellte ihn vor die Wahl, entweder hört er auf zu trinken oder sie würde ihn mit den Kindern verlassen. Es begann ein ständiges Auf und Ab. Er versprach aufzuhören und musste aber schon morgens trinken, um seine Hände ruhig zu kriegen. Er wurde zunehmend aggressiver und bekam körperliche Symptome, er verlor an Gewicht und stürzte immer wieder. So verlor er seine Firma und seine Familie.«

Herr K. kann sich nicht am Gespräch beteiligen. Er beginnt Sätze, weiß sie aber nicht zusammenhängend zu beenden.

Zwischendurch fragt er seinen Bruder immer wieder mal: »*Wo bin ich?*«

Erinnerungen sind noch vorhanden. So bestätigt Herr K. mit Kopfnicken seine berufliche Tätigkeit. Herr K. ist sehr suggestibel, reagiert sehr sensibel auf Geräusche, daher ist für eine ruhige Ansprache zu sorgen. Bei Hektik wird er ungehalten. Er reagiert im Gespräch nicht auf seinen Nachnamen. Wird er jedoch mit seinem Vornamen angesprochen, nimmt er Kontakt auf und reagiert auf Bitten.

Betreuer: »*Mein Bruder ist geschieden und lebt von der Sozialhilfe. Bis jetzt hatte er ein kleines Appartement. Dort verwahrloste er zunehmend. Die Nachbarn haben das Ordnungsamt eingeschaltet, sie befürchteten, dass sich Ungeziefer einstellen würde und sein ständiges Randalieren wollten die Nachbarn nicht mehr tolerieren.*

Zurzeit läuft der Antrag auf Betreuung, ich werde sie übernehmen. Jedoch habe ich selbst eine Familie, die an erster Stelle steht. So gut war das Verhältnis zu meinem Bruder auch nicht. Wichtig ist noch, er raucht sehr viel, hat aber wenig Geld. Können Sie ihm die Zigaretten einteilen? Ich habe das Notwendigste zusammengepackt.«

 Übung

Ihre Expertise
- Wie sieht Ihre fachliche Einschätzung aus?
- Worauf verständigen Sie sich mit Herrn K.?

11.2 Definition

Eine Abhängigkeit besteht, wenn für eine (oder mehrere) Substanzen ein unwiderstehliches Verlangen besteht, das sog. **Craving**. Auf der körperlichen Ebene kommt es zu einer Dosissteigerung und bei Nichtkonsum zu Entzugserscheinungen.

11.2.1 Häufigkeit und Verlauf

In der deutschen Bevölkerung konsumieren 6,7 Millionen Menschen im Alter von 18- bis 64-Jährigen in gefährlicher Weise Alkohol. 1,6 Millionen Menschen sind abhängig.[32]

Die Abhängigkeit von Medikamenten liegt bei 1,9 Millionen Menschen vor, bei illegalen Substanzen sind 0,5 Millionen Menschen betroffen.

Häufig geht die Alkoholabhängigkeit mit anderen Krankheiten einher, wie u. a. Depressionen, Angst- und/oder Persönlichkeitsstörungen.

11.3 Ätiologie – Pathogenese

Meistens gibt es eine Geschichte hinter jeder Abhängigkeit. Wie alles hat auch die Abhängigkeitserkrankung eine multifaktorielle Genese. Im Zusammenhang einer Abhängigkeitserkrankung steht jedoch der sog. »Circulus vitiosus«, der Teufelskreis der Entstehung und der Aufrechterhaltung. Der Konsum einer Substanz führt erst einmal zur Erleichterung, dann kommt es zur Ernüchterung (»Die Welt hat sich nicht verändert«) und somit wird die Substanz wieder konsumiert.

Bruder von Herrn K.: »*Er war verheiratet, hat zwei Kinder und war als Tischlermeister Inhaber einer Schreinerei. Eigentlich führte er ein normales Leben. Der Druck wurde immer größer, Modernisierung, wenig Fachkräfte, Schulden. Es gab*

---

[32] https://www.bundesgesundheitsministerium.de/service/begriffe-von-a-z/a/alkohol.html

zwar genug Aufträge, doch die Kunden wollten immer weniger zahlen, es gibt genug Möbelhäuser. Gleichzeitig musste er sich gesellschaftlich zeigen, der ortsansässige Schützenverein war Pflicht.« (▶ Kap. 11.1)

Info
Kontrollverlust, Entzugserscheinungen und Toleranzentwicklungen sind die maßgeblichen Kriterien der Abhängigkeit.

Einen großen Einfluss auf den Substanzkonsum nehmen die Droge selbst, das soziale Umfeld und die Verfügbarkeit der Droge ein. Alkohol ist etwas schneller, einfacher und günstiger zu bekommen als Cannabis oder Heroin. Weitere ergänzende auslösende Faktoren:
- Genetische Disposition
- Aktivierung des Belohnungszentrums des Gehirns
- Neurotransmitter, besonders Dopamin, Glutamat, Serotonin und GABA
- Psychologische Faktoren
- »Broken home«
- Konditionierungen
- Lernpsychologische Perspektive

11.4 Alkoholabhängigkeit

Sie sind eingeladen, was bekommen Sie angeboten? Wein, Sekt, Bier. Vor dem Essen ein Aperitif, nach dem Essen ein Verdauungsschnäpschen. Verneinen Sie, heißt es oft: »Jetzt sei doch mal locker, entspann dich, sei lustig.« Alkohol ist gesellschaftsfähig und erwünscht. Jedoch ist es genau die gleiche Gesellschaft, die sich von einem Menschen abwendet, wenn er alkoholkrank ist. Wobei sich eine Alkoholabhängigkeit stufenweise entwickelt:
1. Stufe – präalkoholische Phase
   a) Erleichterungstrinken

2. Stufe – Prodomalphase
   a) Alkohol wird zum Thema
   b) Ohne Anlass wird getrunken
   c) Erstes heimliches Trinken
   d) Erste Gedächtnislücken
3. Stufe – kritische Phase
   a) Kontrollverlust
   b) Rückzug
   c) Erste Schäden treten auf
4. Stufe – chronische Phase
   a) Regelmäßiges Trinken
   b) Verträglichkeit des Alkohols nimmt ab
   c) Physischer und psychischer Abbau nimmt zu

Tab. 18: Alkoholismus, Arten (vgl. Stöcker 2021b)

Art des Alkoholismus	Versuch einer Typisierung	Abhängigkeit	Suchtkennzeichnung	Häufigkeit
Alpha	Konflikttrinker	Nur psychisch	Kein Kontrollverlust Fähigkeit zur Abstinenz	Ca. 5 %
Beta	Gelegenheitstrinker	Keine		Ca. 5 %
Gamma	Süchtiger Trinker	Zuerst psychisch, später physisch	Kontrollverlust, jedoch zeitweilige Fähigkeit zur Abstinenz, Toleranzerhöhung	Ca. 65 %
Delta	Gewohnheitstrinker (»Spiegeltrinker«)	Physisch	Unfähigkeit zur Abstinenz, rauscharmer, kontinuierlicher Alkoholkonsum	Ca. 20 %
Epsilon	Episodischer Trinker	Psychisch	Mehrtägige Exzesse mit Kontrollverlust	Ca. 5 %

11.4.1 Symptome

Akuter Rausch
Beim Konsum von Alkohol kommt es zur akuten Vergiftung. Je nach konsumierter Menge nimmt die Rauschintensität zu.

Tab. 19: Alkohol und seine Wirkungen (vgl. Möller HJ (2015): Psychiatrie, Psychosomatik und Psychotherapie. Thieme, Stuttgart)

Promille	Wirkung
Erste Anzeichen ab 0,3	Gesteigertes Leistungsgefühl bei objektiv verringertem Leistungsvermögen, Euphorisierung, Verminderung der Selbstkritik, Reaktionsverlangsamung, Beeinträchtigung von Aufmerksamkeit und Reaktion.
Angetrunkenheit von 0,8 bis 1,2	Zusätzlich erste Alteration des Lagegefühls und der Muskelfeinbewegungen. Störungen des stereoskopischen Sehens und des Gleichgewichtssinnes, verlängerte Erholungszeit nach Blendung.
Leichter Rausch von 1,2 bis 1,6	Ausgeprägte Enthemmung mi Situationsverkennung von Gefahrensituationen. Aufmerksamkeit und Reaktionsvermögen sind erheblich reduziert, peripheres Sehen eingeschränkt. Unpräzise Schalllokalisation, Schädigung des Gleichgewichtssinnes.
Mittelschwerer Rausch 1,6 bis 2	Sukzessive Zunahme der erwähnten Merkmale.
Schwerer Rausch über 2	Euphorie kann in depressive Verstimmung umschlagen, zunehmende Besinnungslosigkeit

Körperliche Symptome und Folgeerkrankungen:
- Hirnatrophie
- Wernicke Syndrom
- Morbus Korsakow
- Zentrale pontine Myelinolyse
- Teleangiektasen
- Glossitis
- Ösophagitis
- Ösophagusvarizen
- Kardiomyopathie
- Gynäkomastie
- Pankreatitis
- Hepatitis
- Steatohepatitis
- Leberzirrhose
- Ulkus
- Zieve-Syndrom
- Gastritis
- Palmarerythem
- Tremor

11.4.2 Alkoholentzugssyndrom – Delir

Meistens tritt das Delir als Entzugsdelir auf, auch als Delirium tremens bekannt.

> **Wichtig**
>
> Der Zustand der akuten Verwirrung muss frühzeitig erkannt werden, ansonsten kann es immer noch tödlich sein. Der Betroffene muss sofort in ein Krankenhaus.

Wenn ein Bewohner in Ihre Einrichtung einzieht, liegen nicht immer alle Informationen zur Verfügung vor oder werden ggf. zurückgehalten. Es gibt viele sog. »Familiengeheimnisse«, die nicht gern weitergegeben werden. Beachten Sie daher die Symptome eines beginnenden Delirs. Die Entzugssymptome können nach sechs bis acht Stunden bis zu 48 Stunden lang auftreten und klingen nach drei bis sieben Tagen wieder ab.

Beachten Sie folgende Symptome:
- Veränderungen des Kreislaufs und der Atmung
  - Tachykardien, Hypertonie oder beschleunigte Atmung
- Gastrointestinale Veränderungen
  - Durchfälle, Übelkeit mit Erbrechen
- Vegetative Veränderungen
  - Tremor (daher der Name Delirium tremens)
  - Vermehrtes Schwitzen
- Getrieben sein, Schlafstörungen, gereizte Stimmung
- Suggestibilität
- Konzentrationsstörungen

Bei einem schwereren Verlauf können weiterhin auftreten:
- Epileptische Anfälle
- Elektrolytentgleisungen
- Hypertone Krisen
  - Leitsymptome:
    - Bewusstseinstrübung
    - Desorientiertheit
    - Halluzination, vorwiegend optische (meist kleine Tiere, wie Mäuse oder Spinnen, Ameisen, daher kommt der umgangssprachliche Ausdruck »weiße Mäuse sehen«, oder das Nesteln um die Spinnen oder Ameisen zu verscheuchen) und/oder Akoasmen, akkustich wird ein Zischen und/oder Knallgeräusche gehört

> **Wichtig**
>
> Entzugssymptome können auch beim Entzug anderer Substanzen auftreten.

Bruder von Herrn K.: »Na Ja, mein Bruder trank mehr, immer öfter, nicht nur in Gesellschaft, sondern zunehmend allein und schon tagsüber, um fit zu sein. Als er wegen einer Handverletzung ins Krankenhaus musste, zeigte sich das Drama. Mein Bruder entwickelte ein Delir.« (▶ Kap. 11.1)

11.4.3 Wernicke Enzephalopathie

Die Wernicke Enzephalopathie ist eine Alkoholfolgeerkrankung. Sie tritt durch Vitamin B1 (Thiamin)-Mangel auf. Es kann zu Mikroblutungen im Gehirn kommen und infolgedessen zu hämorrhagischen Nekrosen. Symptomatisch zeigen sich
- Bewusstseinsstörungen, Orientierungsstörungen,
- Bewegungsstörungen, Augenmuskellähmungen (Nystagmus) und
- Sprachstörungen.

11.4.4 Korsakow-Syndrom

Das Korsakow-Syndrom, auch als amnestisches Syndrom bekannt, entwickelt sich aus der Wernicke-Enzephalopathie oder aus dem Alkoholdelir. Zu den Leitsymptomen gehören Konfabulationen, Merkfähigkeits- und Konzentrationsstörungen, Orientierungsstörungen, Zeitgitterstörungen, Polyneuropathie und Störungen der Impulskontrolle.

Herr K. schaut im Gespräch fragend und weiß nicht, wo er ist. Er kann sich am Gespräch nicht beteiligen. Er beginnt Sätze, weiß sie aber nicht zusammenhängend zu beenden. Erinnerungen der Vergangenheit sind noch vorhanden, so bestätigt Herr K. mit Kopfnicken seine berufliche Tätigkeit. Herr K. ist sehr suggestibel. (▶ Kap. 11.1)

11.4.5 Alkoholhalluzinose

Die Alkoholhalluzinose tritt eher selten auf und kann wenige Wochen bis Monate dauern. Sie ist unabhängig vom Alkoholentzug. Es kommt zu akustischen Halluzinationen, wie Zisch- und/oder Knallgeräuschen (Akoasmen). Betroffene beschreiben sich als depressiv, aber auch ängstlich und zur Panik neigend. Es besteht keine vitale Gefährdung.

11.4.6 Alkoholischer Eifersuchtswahn

Es werden drei Typen unterschieden:
1. Eifersuchtsideen, die jedoch nicht wahnhaft sind,
2. Wahnbildung mit Eifersuchtsinhalten als Begleitsymptom und
3. chronischer Eifersuchtswahn.

Die Betroffenen sind unkorrigierbar (Charakter des Wahns) davon überzeugt, dass die Partner sie betrügen.

Oft versagen Partner die sexuelle Annäherung, was dann noch als zusätzlicher »Beweis« der Untreue gewertet wird. Infolge fehlender Reflexion erkennen die Betroffenen nicht ihre veränderte Attraktivität, z. B. durch Vernachlässigung der Körperpflege. Hinzu kommen oft Erektionsstörungen. Die Schuld daran wird ebenfalls oft dem Partner zugeschrieben.

11.5 Drogenabhängigkeit

Streng genommen zählen Alkohol, Nikotin, Koffein und flüchtige Lösungsmittel auch zu dieser Stoffgruppe. Jedoch sind diese Stoffe legal. Zu den stoffgebundenen Abhängigkeiten der illegalen Substanzen gehören:

Opioide
- Sie führen zu einer starken psychischen und körperlichen Abhängigkeit, mit rascher Toleranzentwicklung
  - Dazu gehören:
    - Morphin, Heroin, Codein, Methadon sowie Analgetika wie Pethidin, Tramadol, Fentanyl, Buprenorphin
- Konsum: meist intravenös
- Wirkung: Euphorie dauert ca. 10–30 Minuten
- Körperliche Symptome: Bradykardie, Gewichtsverlust, Inappetenz, Obstipation, Miktionsstörungen, Tremor. Während der Intoxikation: Miosis
- Hinzu kommen Spritzenabzesse und eine Gefahr für Infektionskrankheiten wie HIV, Hepatitis B
- Gefahr während der Intoxikation: Koma, Atemdepression
- Entzugssyndrome: Unruhe, Craving, Muskelschmerzen Naselaufen, Schlaflosigkeit, Diarrhöe, Erbrechen, Temperatur- und Blutdruckanstieg (schauen Sie sich den Film »Wir Kinder vom Bahnhof Zoo« an und Sie sehen die Entwicklung und alle Symptome)

Cannabinoide (Tetrahydrocannabinol/THC)
Wird oft als »harmlos« beschrieben und ist die am meisten verwendete illegale Droge. Diskussionen über eine Legalisierung werden immer wieder kontrovers diskutiert.

Zu den Cannabioniden gehören:
- Marihuana (Gras, Shit), Haschisch (Piece)
- Konsum: meist geraucht, aber auch gegessen oder geschnupft
- Wirkung: Euphorie, verändertes Gefühl von Zeit und Raum, Entspannung, Konzentrationsstörungen, Wahrnehmungsveränderung, traumartiger-tranceähnlicher Zustand (Stoned)
- Körperliche Symptome: Rötung der Augenbindehaut, Tachykardie, Bronchitis
- Gefahr: Cannabis ausgelöste Psychose
- Intoxikation: Apathie, Planlosigkeit, Verstimmungen

Kokain/Crack
Im Vordergrund steht eine starke psychische Abhängigkeit. Kokain wird oft als die Droge der Manager bezeichnet.

Dazu gehören:
- Crack, Speedball (mit Opiaten gemischt)
- Konsum: meist geschnupft, aber auch geraucht
- Wirkung: Wachheit, Energievoll, Euphorie, Libido erhöht, Abbau von Hemmungen. Leistungssteigernd, reduziert wird das Hungergefühl und das Bedürfnis nach Schlaf
- Körperliche Symptome: Temperaturerhöhung, Tachykardie, Erkrankungen der Nasenscheidewand
- Gefahr: Halluzinationen, Bildung von Psychosen, Depressionen

Amphetamine und Designerdrogen
Meist in sog. »Hexenküchen« hergestellte synthetische Substanzen, mit starken Abhängigkeitspotenzialen

Dazu gehören:
- Crystal Meth, Ecstasy, Meskalin, MDMA
- Konsum: geschluckt, getrunken
- Wirkung: stimulierend, euphorisch, Leistungssteigerung
- Körperliche Symptome: Hungergefühl ist reduziert, Krampfanfälle
- Gefahr: Herz-, Kreislaufversagen, Persönlichkeitsveränderungen, Psychosen

Halluzinogene

Halluzinogene haben ihren Namen von der im Vordergrund stehenden Wirkung: Sie lösen Wahrnehmungsstörungen aus. Die Substanzen können pflanzlich (Pilze) oder synthetisch sein. Dazu gehören Lysergsäurediäthylamid (LSD), Meskalin, Phencyclidin (PCP).

- Konsum:
  - Rausch: Gefühlsintensität, optische Halluzinationen, Affektlabilität, verändertes Körpergefühl und veränderte Wahrnehmung von Zeit und Raum
- Wirkung:
  - Körperliche Symptome: Tachykardie, Hypertonie, Hyperreflexie, Mydriasis
- Gefahr:
  - Depression, Flashbacks

Info
Flashbacks bedeutet ein Wiederauftreten der Symptome (Erlebnisse) ohne dass die Droge zuvor konsumiert wurde.

11.6 Symptome

Die Symptome zeigen sich, wie oben beschrieben, je nach den konsumierten Drogen unterschiedlich.

11.7 Pflege und Beschäftigung

Die Würde des Menschen ist unantastbar. Das trifft auch für Menschen mit einer Abhängigkeitserkrankung zu. Der erkrankte Mensch hat oft einen langen Leidensweg hinter sich und schon vieles verloren. Meist ist es in der Vergangenheit zu Problemen in der Partnerschaft gekommen. Viele Partner waren in einer Co-Abhängigkeit, das bedeutet, dass sie oft den Abhängigen deckten. Sie entschuldigten ihn bei den Arbeitgebern oder nahmen ihn im Freundes- und Bekanntenkreis in Schutz. Oder Partner stellten den Abhängigen vor die Wahl: »Die Substanz (Alkohol) oder ich.« Meist gewann die Substanz.

Im Berufsleben gilt das ähnliche »Prinzip«: Abhängige werden meist lange von ihren Kollegen gedeckt. Eine Vermutung auszusprechen ist meist unangenehm, doch irgendwann wird es nicht mehr tragbar.

Der Abhängige selbst muss ständig tricksen und erklären. Morgens wird schon an der Tankstelle der erste Flachmann gekauft und hastig der erste Schluck genommen. Wird eine Fahne bemerkt, wird dies durch Einnahme von Tropfen oder mit dem Essen eines Mon Cheri erklärt. Alkohol (oder andere Drogen) werden versteckt.

Beispiel »Mein Mann versprach mir, nie wieder zu trinken«

Eine Angehörige eines alkoholabhängigen Menschen berichtete: »Mein Mann hatte mir versprochen, nie wieder zu trinken. Ich habe ständig das ganze Haus kontrolliert und nichts gefunden. Dennoch hatte ich das Gefühl, dass er immer wieder etwas trank. Mir fiel auf, dass er sich viel im Garten aufhielt und auf der Wiese lag. Das freute mich eigentlich, er sollte ja lernen, etwas für sich zu tun. Als ich mir die Liegefläche genauer anschaute, fand ich im Boden eingegrabene Schnapsflaschen. Sie beinhalteten einen langen Strohhalm, so brauchte mein Mann sich nur auf den Bauch legen und konnte trinken.«

Die Abhängigen geraten auch rascher in Konflikte mit dem Gesetz. Im Bereich der Alkoholabhängigkeit kommt es zum Führerscheinentzug oder zu Körperverletzungen wegen Aggressivität. Im Bereich der illegalen Drogen kann es zu Diebstählen, Einbrüchen (oft in Arztpraxen) oder Prostitution kommen.

Oft haben die Betroffenen, bevor sie zu Ihnen in die Einrichtung kommen, schon einiges erlebt. Im extremen Fall kommen sie von der Straße, weil sie ihr Zuhause verloren haben. Bei Abhängigen von illegalen Drogen, die sich die Substanz per Injektion verabreicht haben, besteht die Gefahr, mit Hepatitis- oder HIV infiziert zu sein. Wenn der Betroffene zu Ihnen kommt, wird er wahrscheinlich seine illegale »Drogenkarriere« hinter sich gelassen haben. Dass Sie grundsätzlich alle Hygienemaßnahmen einhalten, sollte selbstverständlich sein.

In der Regel werden Sie es in der stationären Langzeitpflege primär mit Alkoholabhängigen zu tun haben. Sie kennen die Aussage: »einmal abhängig – immer abhängig«. Deshalb werden trockene Abhängige von aktiven Abhängigen unterschieden.

In Ihrem Einrichtungskonzept sollten klare Vorgaben zu finden sein. Wenn Sie aktive Alkoholiker als Bewohner aufnehmen, sollten Sie sich darüber im Klaren sein, dass sie weiterhin aktiv bleiben. Sie werden sich etwas zu trinken besorgen oder besorgen lassen. Besprechen Sie daher offen die Vorgehensweise, den Umgang mit der Medikamenteneinnahme und eine mögliche Sturzgefahr an.

Ohne Auftrag des erkrankten Menschen sollte nicht einfach der Alkohol entzogen werden. Bedenken Sie die Gefahr des Alkoholentzugssyndrom.

Menschen, die nicht mehr konsumieren, sollten keinen Alkohol mehr bekommen, auch nach Jahren der Abstinenz nicht. Achten Sie bitte auch auf typische Rituale des Alkoholkonsums: So sollten trockene Alkoholiker auch keine alkoholfreien Getränke bekommen. Schwierig wird es bei heterogenen Bewohnergruppen: Wie gehen Sie am besten damit um, wenn Sie etwa bei einem Neujahrempfang allen Bewohnern Sekt ausschenken wollen?

Diese Frage lässt sich leider nicht so einfach beantworten. Entscheidend ist der grundsätzliche Auftrag und muss immer im Einzelfall entschieden werden. Wenn Sie trockene Alkoholiker unter Ihren Bewohnern haben, sollte in deren Anwesenheit grundsätzlich kein Alkohol ausgeschenkt werden.

Beschäftigungsangebote sind für Menschen mit einer Abhängigkeit nicht immer einfach. Sie haben ein reduziertes Selbstwertgefühl, befürchten zu versagen. Aber diese Ängste werden von Abhängigen selten geäußert. Im

Gegenteil, oft wirken diese Menschen eher ruppig, abweisend und auch ihre Sprache ist nicht immer empathisch, sondern teilweise fäkal.

Nehmen Sie dies nicht persönlich, aber setzen Sie im Team Grenzen. Diese sollten klar besprochen und eingehalten werden, wie das folgende Beispiel zeigt.

Beispiel Zigaretteneinteilung

Sie werden in der Praxis immer wieder den Fall haben, dass Sie für Bewohner Zigaretten einteilen müssen. Das ist für alle Beteiligten eine unangenehme Situation. Für Sie, denn Sie müssen einem erwachsenen Menschen seine eigenen Zigaretten einteilen und ständig Diskussionen führen, und für den Bewohner, der sich ständig als Bittsteller fühlt.

Diese Situation führt oft zu unliebsamen Diskussionen. Sie haben jedoch oft keine andere Möglichkeit. Wenn der Bewohner nur eine kleine Summe an Taschengeld bekommt und starker Raucher ist, gibt es kaum eine Alternative. Bewohner können sich meist die Zigaretten nicht selbst organisieren. Haben Sie eine ganze Schachtel, ist sie auch schon weggeraucht.

Also hilft nur eines, die Zigaretteneinteilung!

Besprechen Sie mit dem Bewohner, dass Sie diese Maßnahme auch nicht favorisieren, erläutern Sie Ihr Dilemma. Wie schon mehrmals beschrieben, ist auch hier eine klare Absprache notwendig.

Vereinbaren Sie eine feste Zeit, z. B. immer zur vollen Stunde gibt es eine Zigarette. **Alle Mitarbeiter haben sich an diese Vereinbarung zu halten.**

Es darf nicht passieren, dass bei Mitarbeiter A die Zigarette eine Viertelstunde vorher ausgehändigt wird und bei Mitarbeiter B zehn Minuten später. Und Mitarbeiter C, selbst Raucher, gibt auch schon mal zwischendurch eine Zigarette aus. Das führt zur Irritation beim Bewohner, der im schlimmsten Fall das Gefühl bekommt, er müsse betteln. Das ist nicht wertschätzend.

Absprachen sind dafür da, dass sie eingehalten werden. Auf Dauer sind sie so für den Bewohner klar und verlässlich. Und entlasten auch die Mitarbeiter!

Auch Herr K. (▶ Kap. 11.1) wird seine Zigaretten eingeteilt bekommen. Er war selbstständiger Unternehmen, verantwortlich für Mitarbeiter, hatte eine Familie und war anerkanntes Mitglied einer Dorfgemeinschaft ... Jetzt ist ihm nichts mehr geblieben, selbst über seine eigenen Zigaretten kann er nicht mehr bestimmen. Versuchen Sie also, seine Würde zu beachten, wenn Sie mit ihm bzw. seinem Betreuer diese Absprache treffen.

11.8 SIS® für Herrn Kai K.

Lesen Sie bitte vorher das Kapitel Strukturmodell (▶ Kap. 2.2) durch. Schauen Sie sich bitte nochmals das Ausgangsgespräch (▶ Kap. 11.1) an. Bevor Sie sich die beispielhafte SIS® und den Maßnahmenplan anschauen, füllen Sie erst selbst die SIS®[33] aus und erstellen einen exemplarischen Maßnahmenplan.

Info
Die im Folgenden ausgefüllten Themenfelder und der Maßnahmenplan dienen der Orientierung und nicht zur direkten Übernahme. Jeder Bewohner ist individuell und verdient seine individuelle Planung.

Im Folgenden finden Sie in den Themenfeldern die Dreiteilung PB (Pflegebedürftige), PFE (Pflegefachliche Einschätzung) und VP (Verständigung). Diese Abgrenzung dient dem Verständnis, Sie müssen dies nicht in diesen Grundstrukturen getrennt erfassen. Das Grundprinzip sollte jedoch aufrechterhalten bleiben: **Was sagt der Pflegebedürftige, was schätzen Sie fachlich ein und worauf verständigen Sie sich? Das sollte in den Themenfeldern stehen. Unter VP steht, was Sie mit der zu versorgenden Person vereinbart haben.**

Es sei denn, Sie können mit dem Bewohner, Angehörigen/Betreuer kein Gespräch führen. Dann findet sich in der SIS® ausschließlich Ihre fachliche Einschätzung wieder.

---

[33] https://www.ein-step.de/schulungsunterlagen/schulungsunterlagen/

Im folgenden Gespräch führt primär der Bruder das Gespräch. Beziehen Sie aber Herrn Kai K. trotzdem über Blickkontakt und durch bestätigendes Nicken mit ein.

Tab. 20: SIS® für Herrn Kai K.

Was bewegt Sie im Augenblick? Was brauchen Sie? Was können wir für Sie tun?
Herr K. schaut im Gespräch fragend und weiß nicht, wo er ist. Sein Bruder übernimmt das Gespräch. Herr K. trinkt bereits seit Jahren große Mengen Bier und Schnaps. Er war Tischlermeister und Inhaber einer Schreinerei. Der Druck wurde immer größer und er fing an zu trinken.

Themenfeld 1 – kognitive und kommunikative Fähigkeiten

Bruder: »*Er musste wegen einer Handverletzung ins Krankenhaus und entwickelte ein Delir. Mein Bruder wurde früher unter Alkoholeinfluss aggressiv, schrie und meine Schwägerin wurde geschlagen.*«

PFE: Herr K. kann sich nicht am Gespräch beteiligen. Er beginnt Sätze, weiß sie aber nicht zusammenhängend zu beenden. Zwischendurch fragt er seinen Bruder immer wieder mal, wo er sei. Erinnerungen in der Vergangenheit sind noch vorhanden, so bestätigt er mit Kopfnicken seine berufliche Tätigkeit. Er war Tischlermeister mit eigener Schreinerei. Herr K. ist zeitlich und örtlich desorientiert.

In der Ansprache müssen kurze Sätze und individuelle Orientierungshilfen eingesetzt werden. Dazu gehört eine Kommunikation über Mimik, Gestik und mit Karten. Beschäftigungsangebote zum Thema Tischler- und Schreinertätigkeit.

Themenfeld 2 – Mobilität und Beweglichkeit

Der Bruder: »*Früher stürzte mein Bruder.*«

PFE: Herr K. zeigt ein unsicheres Gangbild. In Folge der Polyneuropathie ist er instabil und muss sich beim Gehen festhalten. Er bekommt einen Rollator und muss den Umgang trainieren. Die Schuhe müssen angepasst werden und Vorstellung beim Facharzt

Themenfeld 3 – krankheitsbezogene Anforderungen und Belastungen

PFE: Herr K. ist trockener Alkoholiker. Rituale, die an seinen Alkoholkonsum erinnern, sind zu vermeiden. Keine Medikamente mit Alkohol, z. B. Tropfen, verabreichen, Medikamentenmanagement muss komplett übernommen werden und Einnahme kontrollieren.

SIS® für Herrn Kai K.

Themenfeld 4 – Selbstversorgung

Der Bruder: »*Mein Bruder verwahrloste zunehmen. Er verlor viel Gewicht.*«

PFE: Herr K. benötigt Motivation bei der kompletten körperlichen Pflege und allen Versorgungen, wie An- und Ausziehen. Einmal wöchentlich duschen. Wegen seiner Sensibilitätsstörungen in den Füßen benötigt er med. Fußpflege.

Er benötigt Unterstützung bei der Nahrungszufuhr, er muss daran erinnert und motiviert werden. Er hat eine unabhängig kompensierte Inkontinenz, Stuhlinkontinenz noch fraglich.

Themenfeld 5 – Leben in sozialen Beziehungen

Der Bruder: »*Er war verheiratet und hat zwei Kinder. Meine Schwägerin stellte ihn damals vor die Wahl aufzuhören zu trinken. Er hat weiter getrunken, sie sind geschieden.*«

PFE: Herr K. benötigt Unterstützung bei der Kontaktaufnahme zu anderen Bewohnern. Rauchen ist für Herrn K. sehr wichtig, seine Zigaretten müssen aus finanziellen Gründen eingeteilt werden.

Themenfeld 6 – Wohnen/Häuslichkeit

Der Bruder: »*Mein Bruder lebt von der Sozialhilfe. Bis jetzt hatte er ein kleines Apartment dort verwahrloste er zunehmend. Die Nachbarn haben das Ordnungsamt eingeschaltet, sie befürchteten, dass sich Ungeziefer einstellen würden und sein ständiges Randalieren wollten die Nachbarn nicht mehr tolerieren.*«

PFE: Herr K. benötigt Unterstützung beim Aufräumen des Zimmers.

Erste fachliche Einschätzung der für die Pflege und Betreuung relevanten Risiken und Phänomene (Matrix)

Die SIS® endet mit der Matrix, die hier außer Acht gelassen wurde.

Überlegen Sie sich bitte trotzdem, welche pflegerelevanten Risiken Herrn K. hat

11

Weitere Handlungen und Dokumentation
- Orientierungshilfen erstellen
- Termin Psychiater/Neurologe
- Zigarettenplan erstellen

11.9 Maßnahmenplan für Herrn Kai K.

Grundbotschaft

Herr K. ist zeitlich und örtlich desorientiert. Um seine Sicherheit zu wahren, müssen seine Abläufe eingehalten werden. Er ist sehr suggestibel, daher ist für ruhige Ansprache zu sorgen. Bei Hektik wird er ungehalten. Er reagiert je nach Tagesform nicht auf seinen Nachnamen, dann muss er mit Vornamen angesprochen werden. Zigaretten werden eingeteilt. Die vereinbarten Zeiten müssen eingehalten werden.

Tab. 21: Maßnahmenplan für Herrn Kai K.

Zeitfenster	
08:00–09:00	Herr K. ist sehr suggestibel, er muss vorsichtig geweckt werden. Die Gardinen werden aufgezogen und Herr K. bleibt noch +/– 15 Minuten liegen.
	Herr K. wird gebeten aufzustehen. Je nach Tagesform reagiert er nicht auf seinen Nachnamen sondern reagiert auf seinen Vornamen. Er geht nach Aufforderung mit dem Rollator ins Bad zur Toilette.
	Er lässt sich erst waschen, wenn er vorher eine Zigarette rauchen kann. Dazu zieht er seinen Bademantel über und geht rauchen. Die Zigaretten werden eingeteilt. Nach dem Rauchen wird Herr K. ins Badezimmer gebeten. Im Badezimmer müssen die Anleitungen kleinschrittig formuliert werden. Er wäscht sich oder muss gewaschen werden, zuerst mit den Händen, dann Oberkörper, Intimbereich, Beine, Füße, erst dann führt er die Mundpflege, Rasur und Waschen des Gesichts durch. Zum Schluss feuchtet er seine Haare an und kämmt sie nach hinten. Diese Reihenfolge ist für ihn einzuhalten, ansonsten verliert er seine Routine und reagiert ungehalten.
	Beim Aussuchen der Kleidung braucht er Unterstützung, ebenfalls bei der richtigen Reihenfolge des Anziehens. Er braucht immer wieder die Versicherung, dass alles in Ordnung ist.
	Falls Herr K. sich nicht zu Ende waschen möchte oder nicht anziehen möchte, hilft es ihn daran zu erinnern, dass er, wenn er fertig ist, wieder eine Zigarette bekommt.
	Hilfreich und seine Identität stärkend ist das Thema Schreinerei.

Zeitfenster	
09:00–10:30	Herr K. bekommt eine Zigarette und geht mit dem Rollator zum Rauchen. Frühstück – Herr K. bekommt Lebensmittel zur Auswahl gezeigt. Er zeigt auf das, was er essen möchte. Er sollte mind. ein Brötchen und ein Brot essen, er trinkt gerne Kaffee, keinen Tee. Er bleibt nach dem Frühstück noch sitzen. Der Rollator muss in Reichweite stehen. Toilettengang vor der Beschäftigung
10:30–12:00	Vor der Beschäftigung geht Herr K. rauchen. Er nimmt an verschiedenen Beschäftigungsthemen teil. Er zeigt seine Wünsche deutlich durch Zustimmung und einer freundlichen Mimik. Bei Nichtgefallen verneint er. Besonders mag er Themen rund um das Thema Schreinerei, Tischlerwerkstatt. Im Einzelkontakt mag er es, wenn mit ihm Katalog mit Werkzeugen oder Möbel angeschaut werden.
12:00–13:00	Mittagessen – Herr K. sucht sich das Mittagessen durch Zeigen aus. Nahrung muss mundgerecht zubereitet sein. Rollator bereitstellen.
13:00–14:30	Nach dem Essen geht er rauchen und möchte dann seine Ruhe haben. Er muss ins Zimmer begleitet werden. Toilettengang Er möchte dann Radio hören oder Fernsehen schauen. Manchmal schläft er in seinen Sessel ein.
14:30–15:30	Vor dem Kaffeetrinken geht Herr K. rauchen
15:30–18:00	Beschäftigung wie beschrieben
18:00–19:00	Herr K. bekommt eine Zigarette. Abendessen – Herr K. bekommt Lebensmittel zur Auswahl gezeigt. Er zeigt auf das, was er essen möchte. Es darauf zu achten, dass er mind. zwei Brote isst, er mag auch gerne Salat. Er trinkt gerne Kaffee, keinen Tee. Der Rollator muss in Reichweite stehen. Toilettengang vor der Beschäftigung
19:00–22:00	Herr K. wird am Waschbecken versorgt, er muss kleinschrittig in Ruhe angeleitet werden. Hektik ist zu vermeiden. Er beginnt zuerst mit den Händen, dann Oberkörper, Intimbereich, erst dann führt er die Mundpflege und Waschen des Gesichts durch. Herr K. schaut im Zimmer Fernsehen, dort muss er hingebracht werden.
22:00–08:00	Vor dem Schlafen geht Herr K. nochmals rauchen. Er zieht dazu einen Bademantel an. Toilettengang

12 Persönlichkeitsstörungen

Persönlichkeitsstörungen wurden früher als »Persönlichkeitsneurosen« bezeichnet. Früher wurde primär eine Ursache beschrieben, dazu gehört das beschriebene Neurosenmodell von Sigmund Freud, das besagt, dass frühkindliche Konflikte zu einer Neurose geführt haben. Dahinter steht die Annahme, dass die Persönlichkeit eines Menschen sich in seiner Kindheit entwickelt und davon im Laufe der Jahre kontinuierlich beeinflusst wird.

Zweifellos: Menschen entwickeln sich, dennoch gibt es bestimmte typische Merkmale einer Person. Versuche, diese Merkmale, die sich meist über Zeit und Situation als stabil erweisen, zu kategorisieren, wurden schon vor vielen Jahren unternommen. Sehr bekannt ist das sog. »Big-five-Modell«:
1. Extraversion (kontaktfreudig – zurückhaltend)
2. Verträglichkeit (friedfertig – streitsüchtig)
3. Gewissenhaftigkeit (gründlich – nachlässig)
4. Neurotizismus (entspannt – überempfindlich)
5. Offenheit (kreativ – fantasielos)

Stellen Sie sich das Modell als Abakus (Rechenschieber) vor. Jeder Mensch hat seine eigene Intensität der Merkmale, kann sich jedoch situativ angemessen anpassen. Genau diese Anpassungsleistung können Menschen mit einer Persönlichkeitsstörung nicht leisten. Das vorherrschende Merkmal ist ausgeprägt und der Mensch ist starr und unflexibel in seinem Verhalten.

12.1 SIS®-Gespräch mit Frau Kerstin B.

Sie führen mit Frau B. und ihrer Betreuerin Frau Sch. das SIS®-Gespräch. Sie informieren sie über den Sinn und Zweck des Gesprächs. Dass Sie nämlich nicht neugierig sind, sondern dass Sie gemeinsam besprechen und planen möchten, wie Frau B. gut in ihrer neuen Umgebung ankommen kann. Ebenfalls informieren Sie sie darüber, wie viel Zeit Ihnen für das Gespräch zur Verfügung steht.

Sie stellen die Ausgangsfrage, wie es Frau B. damit geht, in Ihrer Einrichtung zu sein und wie in der Vergangenheit ihr Alltag aussah.

»Ich bin 1941 geboren. Ich war die jüngste von sieben Geschwistern, es war nicht einfach und viel weiß ich nicht mehr von früher. Meine Mutter ist nach meiner Geburt gestorben. Ich hatte immer Angst, dass ich schuld war. Wir wurden von meiner Tante aufgezogen, ich war immer brav und wollte niemandem zur Last fallen und wollte nur immer helfen. So wurde ich Krankenschwester und habe mich immer um andere Menschen gekümmert. Meine ältere Schwester hatte vor vielen Jahren einen Schlafanfall, ich bin dann zu ihr gezogen und habe sie gepflegt. Allein leben konnte ich noch nie gut. Sie wusste auch immer, was zu tun ist. Sie ist vor ein paar Wochen gestorben und jetzt bin ich hier. Ich kann doch nicht für mich allein sorgen, ich habe Angst.«

Frau B. fängt an zu weinen.

Ihre Betreuerin erzählt weiter: *»Frau B. ist sehr ängstlich und kann nur schlecht Entscheidungen treffen. In den letzten Wochen ist sie zu Hause immer wieder gestürzt. Sie hat Arthrose und kann deshalb schlecht greifen und schlecht laufen. Ihre Hände zeigen bereits Deformitäten.«*

Sie besprechen mit Frau B. ihr Schmerzgeschehen: chronische Schmerzen in den Händen und in beiden Knien, morgens Anlaufschmerz (NRS 7) mit Morgensteifigkeit, je nach Tätigkeit Belastungsschmerz (NRS 8) oder Ruheschmerz (NRS 5). Sie benötigt morgens vor dem Aufstehen ihre Analgetika. Wärme ist für Frau B. schmerzlindernd.

Sie informieren Frau B. darüber, wie wichtig Bewegung für sie ist, dass in der Einrichtung Bewegungsübungen stattfinden und auch leichte Handmassagen hilfreich sind und Sie einen Physiotherapeuten empfehlen. Frau B. beteuert immer wieder, dass sie niemandem zur Last fallen möchte und schaut ihre Betreuerin immer wieder fragend an.

»Ich hatte immer Angst, meine Schwester zu verlieren und jetzt ist sie tot. Was soll ich jetzt bloß machen? Meine Schwester hat immer alles entschieden.«

Seit dem Tod der Schwester isst Frau B. nur noch wenig und nimmt immer mehr ab. Zum einen kann sie sich nicht entscheiden, was sie beim Essen auf Rädern bestellen soll, wenn das Essen nicht kleingeschnitten ist, kann sie es kaum schneiden. Sie traut sich aber auch nicht, darum zu bitten, das Essen klein zu schneiden. Sie möchte niemandem zur Last fallen. Sie besprechen mit Frau B., dass Sie für ein paar Tage ein Ess- und Trinkprotokoll anlegen, um zu sehen, wie viel sie am Tag trinkt und isst.

Weiterhin erzählt Frau B., dass sie sich immer morgens am Waschbecken wäscht und abends eine Katzenwäsche macht. Der ambulante Dienst, der täglich zu ihrer Schwester kam, hat ihr samstags beim Duschen geholfen. Das mochte sie aber nicht so gern, sie sei ja nicht schmutzig und so reiche der Waschlappen. Schlimm ist es für sie, dass sie ihren Urin nicht immer so halten kann. *»Durch die Schmerzen in den Knien komme ich nicht immer rechtzeitig zur Toilette.«*

Bei der Frage nach ihren sozialen Kontakten und Vorlieben in ihrem Leben berichtet Frau B., dass sie sich früher nur um ihre Familie und später nur um ihre Schwester gekümmert habe. *»Ich konnte mich auch immer nicht entscheiden, was ich tun sollte, dann doch lieber nichts. Ich war und bin oft traurig, dass ich mich so wenig getraut habe, und für andere Menschen war ich dadurch anstrengend.«*

Übung

Ihre Expertise
- Wie sieht Ihre fachliche Einschätzung aus?
- Worauf verständigen Sie sich mit Frau B.?

12.2 Definition

Eine Person zeichnet sich durch spezifische Merkmale und Charakterzüge aus. Diese typischen Eigenschaften sind abhängig von der Situation, flexibel und trotzdem stabil. Menschen mit einer Persönlichkeitsstörung sind in einem bestimmten Merkmal ausgeprägt und wenig anpassungsfähig.

Das bedeutet, Persönlichkeitsstörungen beschreiben die Extremvariante eines Merkmals. Dazu gehören z. B. die Dominanz des Merkmals und die Relevanz der Störung des subjektiven Befindens des Betroffenen bezogen auf seine Anpassungs- und Leistungsfähigkeit. Meist sind Menschen erst dann bereit, eine Therapie zuzulassen, wenn ein Leidensdruck besteht. Bei Persönlichkeitsstörungen liegt der Leidensdruck meist in der Umgebung, d. h. bei der Familie und/oder im Arbeitsumfeld.

12.2.1 Häufigkeit und Verlauf

Die Häufigkeit ist je nach Persönlichkeitsstörung verschieden, berichtet wird von 5–18 % Betroffene in der Gesamtbevölkerung.

12.3 Ätiologie – Pathogenese

Es werden mehrere Erklärungsansätze diskutiert. Wichtig ist, dass sich Persönlichkeitsstörungen immer in der Kindheit entwickeln (wenn die Persönlichkeit sich entwickelt). Abzugrenzen ist die Störung von einer Persönlichkeitsänderung, diese kann in jedem Lebensabschnitt auftreten.

Zu den Persönlichkeitsstörungen zählen verschiedene Formen[34], u. a.:
- Paranoide Persönlichkeitsstörung
  - misstrauisch, streitsüchtig, leicht kränkbar, überempfindlich gegenüber Kritik und Rückschlägen
  - Tendenz zu überhöhtem Selbstwertgefühl, ständige Selbstbezogenheit
  - starke Neigung, Erlebtes zu verdrehen, in dem neutrale oder freundliche Handlungen als feindselig oder Angriff fehlgedeutet werden.
- Schizoide Persönlichkeitsstörung
  - kühl, unnahbar, distanziert, freudlos, wenig Interesse an Mitmenschen, introvertiert, Einzelgänger, eingeschränktes Gespür für soziale Normen
  - kann wenig Gefühle zeigen
- Dissoziale Persönlichkeitsstörung
  - auch antisoziale Persönlichkeitsstörung genannt
  - kalt, emotionslos
  - geringe Frustrationstoleranz, Missachtung sozialer Normen, rücksichtslos, fehlendes Schuldbewusstsein, verminderte Fähigkeit, aus Erfahrung zu lernen, keine dauerhaften Sozialkontakte
- Emotionale instabile Persönlichkeitsstörung, auch als Borderline-Störung bekannt
  - emotional instabil, manipulativ, Wutausbrüche, chronische Ängste, abrupter Kontaktwechsel, Idealisierung und Abwertung von Anderen
  - Gefühl der inneren Leere,
  - selbstschädigendes Verhalten
  - häufig wechselnde Sexualkontakte
  - Identitätsunsicherheit
  - »Schwarz-Weiß-Denken«
- Histrionische Persönlichkeitsstörung
  - dramatische Selbstdarstellung, erhöhte Suggestibilität, oberflächlicher, labiler Affekt, Geltungssucht, ständige Beschäftigung damit, äußerlich attraktiv zu sein, theatralisch und sprunghaft
  - aufgesetztes Verhalten
  - übertriebener Sprachstil

---

[34] Vgl. Stöcker 2021, S. 23

- Anankastische (zwanghafte) Persönlichkeitsstörungen
  - Ordnungsliebe, Perfektionismus, Gewissenhaftigkeit, starke Leistungsbezogenheit, ständige Kontrollneigung, Ängste, Fehler zu machen
- Ängstliche Persönlichkeitsstörungen
  - Angst vor Kritik, im Selbstbild unterlegen und sozial unbeholfen, häufig unentschlossen, andauerndes Gefühl von Anspannung und Besorgtheit
  - Minderwertigkeitsgefühl
- Abhängige Persönlichkeitsstörungen
  - Fehlen von Selbstvertrauen
  - Schwierigkeiten Alltagsentscheidungen zu treffen
  - Angst vor dem Alleinsein, Unterordnung eigener Bedürfnisse, Entscheidungsschwäche
- Narzisstische Persönlichkeitsstörung
  - Kenne Sie die TV-Serie Dr. House? Dann haben Sie eine Idee wie sich Menschen mit einer narzisstischen Persönlichkeitsstörung verhalten. Dargestellt wird ein brillanter Diagnostiker ohne menschliche Bezüge, Empathie
  - hat einen hohen Selbstbezug
  - Sucht Anerkennung durch Leistung und konkurriert gerne mit anderen
  - menschliches Interesse besteht nur, wenn es den eigenen Zielen dient

12.4 Symptome

Menschen mit einer Persönlichkeitsstörung beschreiben oft eine Unausgeglichenheit in ihren Einstellungen und im Verhalten. Dazu gehören die Bereiche des Antriebs, der Affekte, der Wahrnehmung und des Denkens, also die elementaren Funktionen des Lebens. Das Verhalten ist andauernd und nicht nur in bestimmten Episoden des Lebens vorhanden. Weiterhin führt es zu Einschränkungen im Leben.

> **Beispiel** Abhängige Persönlichkeitsstörungen*

Bei den meisten Lebensentscheidungen wird an die Hilfe anderer appelliert oder die Entscheidung wird anderen überlassen.
- Frau B. (▶ Kap. 12.1): »*Allein leben konnte ich noch nie gut. Meine Schwester wusste auch immer was zu tun ist.*« Betreuerin: »*Frau B. ist sehr ängstlich und kann nur schlecht Entscheidungen treffen.*«

Unterordnung eigener Bedürfnisse unter die anderen Personen, zu denen eine Abhängigkeit besteht, und unverhältnismäßige Nachgiebigkeit gegenüber den Wünschen anderer.
- Frau B.: »*Ich habe mich nur um meine Familie und später nur um meine Schwester gekümmert.*«

Mangelnde Bereitschaft zur Äußerung angemessener Ansprüche gegenüber Personen, zu denen eine Abhängigkeit besteht.
- Betreuerin: »*Sie traute sich nicht, darum zu bitten.*«

Unbehagliches Gefühl beim Alleinsein aus übertriebener Angst, nicht für sich allein sorgen zu können.
- Frau B.: »*Ich kann doch nicht für mich allein sorgen, ich habe Angst.*«

Häufige Angst, von einer Person verlassen zu werden, zu der eine enge Beziehung besteht, und auf sich selbst angewiesen zu sein
- Frau B.: »*Ich hatte immer Angst, meine Schwester zu verlieren und jetzt ist sie tot. Was soll ich jetzt bloß machen?*«

Eingeschränkte Fähigkeit, Alltagsentscheidungen zu treffen, ohne ein hohes Maß an Ratschlägen und Bestätigung von anderen.

* Vgl. Dilling H (2014): Internationale Klassifikation psychischer Störungen. Hans Huber, Bern, S. 282

12.5 Pflege und Beschäftigung

Zur Wiederholung: Die Übergänge von »normal« zu »pathologisch« sind fließend. Viele psychiatrische Krankheitsbilder wurden und werden (wenn sie nicht extrem auffällig sind) nicht diagnostiziert. Dies gilt v. a. für Persönlichkeitsstörungen. Die Betroffenen haben sich im Laufe ihres Lebens – soweit es im Rahmen der Persönlichkeitsstörung möglich war – durch Therapie und/oder lebensgeschichtliche Einflüsse angepasst. Sie wurden älter, pflegebedürftig und sind jetzt in Ihrer Einrichtung.

Schauen Sie sich noch einmal die Merkmale der einzelnen Persönlichkeitsstörung an. Sie können aus diesen Eigenschaften den fachlichen Umgang ableiten.

Bei der **paranoiden Persönlichkeitsstörung**, bitte nicht mit der paranoiden Schizophrenie verwechseln, steht Misstrauen im Vordergrund. Ein misstrauischer Mensch braucht Vertrauen und Zuverlässigkeit. Deshalb müssen Sie darauf achten, dass Absprachen eingehalten werden. Sollte eine Zusage nicht eingehalten werden können, informieren Sie unverzüglich den Bewohner. Er wird es vielleicht als Handlung gegen sich interpretieren, aber das können Sie nicht immer beeinflussen. Es gehört zu seiner Persönlichkeitsstörung. Lassen Sie sich jedoch nicht auf (unnötige) Diskussionen ein, sondern bleiben Sie verbindlich.

> **Wichtig**
>
> Sie allein können schon viel bewirken, jedoch noch mehr, wenn Sie im Team und berufsübergreifend an einen fachlichen Strang ziehen.

Menschen mit einer **schizoiden Persönlichkeitsstörung** wirken unnahbar und distanziert.
Bitte bedenken Sie jedoch: Nicht jeder Mensch, der introvertiert ist, hat eine Persönlichkeitsstörung! Es gibt auch Menschen, die einfach von ihrer Grundstruktur her zurückgezogener oder aufgrund ihrer Situation und Lebensgeschichte verbittert sind und sich von anderen Menschen abwenden.

Sie werden wahrscheinlich wenig bis keinen Bewohner mit einer **dissozialen Persönlichkeit** in Ihren Einrichtungen haben. In der ausgeprägten Form sind die betroffenen Menschen meist straffällig geworden, waren in Strafvollzugsanstalten oder in forensischen Kliniken.

Bei der **Borderline-Störung** neigt der Mensch zu autoaggressivem Verhalten. Meist geht diese Tendenz im Alter verloren, die Menschen »lernen«, mit dem inneren Druck umzugehen. Die Ursache dieser Störung liegt oft in der Kindheit: Bis zu 80 % der betroffenen Menschen haben in der Kindheit sexuelle Übergriffe erlebt und/oder zu 60 % körperliche Gewalterfahrungen. Hinzu kommen eine emotionale Vernachlässigung und instabile Bindungen zu Bezugspersonen.

Wenn bei einer traumatischen Situation auf der körperlichen Ebene eine Flucht oder der Angriff nicht möglich ist, übernimmt die Psyche die Kontrolle, der Mensch dissoziiert. Er erlebt eine Spaltung oder Trennung von der Wahrnehmung, ist sozusagen einfach nicht mehr anwesend. Das bedrohliche Ereignis (Trauma) wird vom Bewussten ferngehalten. Diese Spaltung ist in der konkreten Situation völlig funktional (lebenserhaltend), jedoch neigen Menschen mit einer Borderline-Störung dazu, auch in anderen, alltäglichen Situationen zu dissoziieren, was dann jedoch dysfunktional (bis zu lebensgefährlich) ist. Betroffene berichten von einschießenden, starken Spannungen, die als extrem aversiv erlebt werden. Um diesem Druck zu regulieren, neigen Menschen, dazu sich selbst zu verletzen:

- Schnitte am Körper, vorwiegend an den Unterarmen
- Verbrennungen, Zigaretten werden auf den Körper ausgedrückt
- Haut aufkratzen
- Kopfschlagen
- Verschlucken von Gegenständen
- Abbinden von Körperteilen
- Büroklammern unter Nägel schieben
- Riskantes Verhalten im Straßenverkehr, beim Sport

Menschen mit einer Borderline-Störung haben oft Narben am Körper, teilweise schämen sie sich dafür und möchten diese verbergen. Im Rahmen einer Therapie haben die meisten Menschen Alternativen gelernt, sog. Skills.

Statt sich zu schneiden, versuchen sie den Druck etwa durch das Flitschen eines Gummibandes am Handgelenk zu reduzieren. Starke, unangenehme Gerüche können ebenfalls hilfreich sein. Wenn ein Mensch für sich Skills einsetzt, ist es wichtig, dass er weiterhin die Möglichkeit dazu bekommt.

Ob der erkrankte Mensch sich noch aktuell verletzt oder das der Vergangenheit angehört, wichtig zu verstehen ist, dass er in seinem Leben schon vieles erlebt hat. Dazu gehören auch geringschätzende Reaktionen auf seine Verletzungen, ebenso wie für sein emotional instabiles Verhalten. Er hat oft Probleme, Nähe zuzulassen. Gleichzeitig wünscht er sich Nähe.[35] Geben Sie diesen Menschen Verbindlichkeit und Verlässlichkeit.

Schauen Sie sich den Film »Was ist mit Bob?« an und Sie sehen sehr gut, auf lustige Art und Weise, die Darstellung einer **histrionischen Persönlichkeitsstörung** durch Bill Murray. Der Mensch braucht die »Bühne«, er zeigt ein theatralisches Auftreten und benötigt Anerkennung. Geben Sie ihm dazu die Gelegenheit. Im Rahmen von Beschäftigungsangeboten gibt es Möglichkeiten, dass diese Menschen ggf. zu Beginn oder am Ende einer Gruppe ein Gedicht aufsagen, oder beim Kegeln die Punkte aufschreiben. Selbstverständlich im Rahmen ihrer noch vorhandenen Fähigkeiten.

Kennen Sie die TV-Serie Monk? Ordnung, Gewissenhaftigkeit, Perfektionismus sind erst einmal positive Eigenschaften und gehören zum gesellschaftlichen Leben dazu. Jedoch übersteigen diese Eigenschaften normale Grenzen kann es sich um eine **anankastische** (zwanghafte) **Persönlichkeitsstörung** handeln. Geben Sie den Betroffenen die Möglichkeit, ihre Ordnung zu halten. Dazu kann ein exakt sortierter Kleiderschrank gehören. Im Rahmen der Beschäftigung kann es sein, dass diese Menschen Farbstifte nach Farben und/oder Größe sortieren. Ähnlichkeiten zur **ängstlichen Persönlichkeitsstörung** und abhängigen Persönlichkeitsstörung sind bezogen auf vorhandene Unsicherheiten und Ängstlichkeit zu beobachten. Es besteht eine Angst davor, Fehler zu machen, abgelehnt oder kritisiert zu werden.

---

[35] Vgl. Kreismann J (2000): Ich hasse dich – verlaß mich nicht. Kösel, Kempten

Angst gehört zu den sieben Primäremotionen. Das bedeutet, dass sich die Emotion kulturübergreifend gleich zeigt und einen universellen Auslöser hat – nämlich Sicherheitsverlust. Geben Sie den Menschen daher Sicherheit. Das erreichen Sie mit Verbindlichkeit und Zuverlässigkeit, setzen Sie auch Bereiche aus der Basalen Stimulation® ein.

Menschen mit einer **narzisstischen Persönlichkeitsstörung** werden oft nach Anerkennung suchen und sich in den Mittelpunkt stellen.

12.6 SIS® für Frau Kerstin B.

Lesen Sie bitte vorher das Kapitel Strukturmodell (▶ Kap. 2.2) durch. Schauen Sie sich bitte nochmals das Ausgangsgespräch (▶ Kap. 12.1) an. Bevor Sie sich die beispielhafte SIS® und den Maßnahmenplan anschauen, füllen Sie erst selbst die SIS®36 aus und erstellen einen exemplarischen Maßnahmenplan.

Info
Die im Folgenden ausgefüllten Themenfelder und der Maßnahmenplan dienen der Orientierung und nicht zur direkten Übernahme. Jeder Bewohner ist individuell und verdient seine individuelle Planung.

Im Folgenden finden Sie in den Themenfeldern die Dreiteilung PB (Pflegebedürftige), PFE (Pflegefachliche Einschätzung) und VP (Verständigung). Diese Abgrenzung dient dem Verständnis, Sie müssen dies nicht in diesen Grundstrukturen getrennt erfassen. Das Grundprinzip sollte jedoch aufrechterhalten bleiben: **Was sagt der Pflegebedürftige, was schätzen Sie fachlich ein und worauf verständigen Sie sich?** Das sollte in den Themenfeldern stehen. Unter VP steht, was Sie mit der zu versorgenden Person vereinbart haben.

---

36 https://www.ein-step.de/schulungsunterlagen/schulungsunterlagen/

Es sei denn, Sie können mit dem Bewohner, Angehörigen/Betreuer kein Gespräch führen. Dann findet sich in der SIS® ausschließlich Ihre fachliche Einschätzung wieder.

Tab. 22: SIS® für Frau Kerstin B.

Was bewegt Sie im Augenblick? Was brauchen Sie? Was können wir für Sie tun?
PB: »Ich war die jüngste von sieben Geschwistern, es war nicht immer einfach und viel weiß ich nicht mehr von früher. Meine Mutter ist nach meiner Geburt gestorben, ich hatte immer Angst, dass ich schuld war. Wir wurden von meiner Tante aufgezogen, ich war immer brav und wollte niemanden zur Last fallen. Das möchte ich hier auch nicht. So wurde ich Krankenschwester und habe mich immer um andere Menschen gekümmert. Meine ältere Schwester hatte vor vielen Jahren einen Schlaganfall, ich bin dann zu ihr gezogen und habe sie gepflegt. Allein leben konnte ich noch nie gut. Sie wusste auch immer was zu tun ist. Sie ist vor ein paar Wochen gestorben und jetzt bin ich hier. (Frau B. weint) Ich kann doch nicht für mich allein sorgen, ich habe Angst. Gut hier zu sein.«
Themenfeld 1 – kognitive und kommunikative Fähigkeiten
Betreuerin: »Frau B. ist sehr ängstlich und kann nur schlecht Entscheidungen treffen.«
PB: »Ich hatte immer Angst meine Schwester zu verlieren. Jetzt ist sie tot. Was soll ich jetzt bloß machen? Meine Schwester hat immer alles entschieden.«
PFE: Frau B. beteuert immer wieder ihre Ängste und Unsicherheiten. Im Gespräch schaut sie ihre Betreuerin immer wieder fragend an.
VP: Einhalten von Ritualen, vorsichtig in Entscheidungen einbeziehen
Themenfeld 2 – Mobilität und Beweglichkeit
Betreuerin: »Frau B. ist in den letzten Wochen zu Hause immer wieder gestürzt. Frau B. kann schlecht greifen.«
PFE: Das Gangbild ist instabil. Frau B. hat Probleme den Rollator fest zu greifen. Sie geht sehr langsam. Sie muss zum Wechseln des Platzes erheblich Kraft aufwenden.
VP: Sturzmanagement, Bewegungsübungen der Hände
Themenfeld 3 – krankheitsbezogene Anforderungen und Belastungen
PFE: Frau B. hat Arthrose und kann schlecht greifen. Ihre Hände zeigen bereits Deformationen. Sie hat chronische Schmerzen in den Händen und Knien. Morgens ein Anlaufschmerz (NRS 7) mit Morgensteifigkeit, je nach Tätigkeit Belastungsschmerz (NRS 8) und einen Ruheschmerz (NRS 5).
VP: Morgens vor dem Aufstehen Analgetika, Wärme wirkt schmerzlindernd, leichte Handmassagen, Bewegungsübungen, Physiotherapeut.

Themenfeld 4 – Selbstversorgung

Betreuerin: »*Seit dem Tod der Schwester isst Frau B. nur noch wenig und nimmt immer mehr ab. Zum einen konnte sie sich nicht entscheiden, was sie beim Essen auf Rädern bestellen sollte, wenn das Essen nicht kleingeschnitten war, dann konnte sie es kaum schneiden. Sie traute sich aber nicht darum zu bitten, sie möchte niemanden zur Last fallen.*«

PB: »*Ich wasche mich morgens am Waschbecken und abends mache ich eine Katzenwäsche samstags half mir der ambulante Dienst beim Duschen. Das mag ich aber nicht so, ich bin ja nicht schmutzig, der Waschlappen reicht. Durch die Schmerzen im Knie komme ich nicht mehr rechtzeitig zu Toilette, das ist schlimm. Die Füße kann ich auch nicht waschen.*«

PFE: Frau B. benötigt komplette Unterstützung, sie kann nur gering und nach Abhängigkeit ihrer Schmerzen an den Verrichtungen der Körperpflege teilnehmen. Zur Auswahl der Kleidung braucht sie Unterstützung. Ihre Mahlzeiten müssen mundgerecht zubereitet werden.

VP: Beratung: Ernährungsmanagement

Themenfeld 5 – Leben in sozialen Beziehungen

PB: »*Früher habe ich mich nur um meine Familie und später nur um meine Schwester gekümmert. Ich konnte mich auch immer schlecht entscheiden, was ich tun wollte, dann doch lieber nichts. Ich war und bin oft traurig, dass ich mich so wenig getraut habe, für andere Menschen war ich dadurch anstrengend.*«

PFE: Frau K. ist motiviert für Angebot, braucht jedoch Unterstützung, um Entscheidungen zu treffen. Sie hat sich früher immer um andere Menschen gekümmert.

VP: Beschäftigungsangebote, Unterstützung bei der Kontaktaufnahme zu anderen Bewohnern.

Themenfeld 6 – Wohnen/Häuslichkeit

Betreuerin kümmert sich um den Umzug in die Einrichtung.

Erste fachliche Einschätzung der für die Pflege und Betreuung relevanten Risiken und Phänomene (Matrix)

Die SIS® endet mit der Matrix, die hier außer Acht gelassen wurde.
Überlegen Sie sich bitte trotzdem, welche pflegerelevanten Risiken Frau B. hat,

Weitere Handlungen und Dokumentation
- für 3–5 Tage Ess- und Trinkprotokoll führen
- Schmerzprotokoll führen
- Nach Wunsch einmal in der Woche duschen
- Physiotherapie
- Beratung: Sturzmanagement, Schmerzmanagement, Ernährungsmanagement

12.7 Maßnahmenplan für Frau Kerstin B.

Grundbotschaft

Frau B. ist eine ängstliche Frau und abhängig von der Bestätigung und den Entscheidungen anderer Personen. Sie braucht viel Bestätigung und Lob. Sie möchte niemandem zur Last fallen. Sie braucht wiederkehrend die Versicherung, dass sie sich jederzeit melden darf.

Tab. 23: Maßnahmenplan für Frau Kerstin B.

Zeitfenster	
Ca. 06:30	Medikamentengabe
Ca. 07:00	Abfrage Schmerz, ggf. Wärmeanwendung
07:00–08:00	Frau B. bekommt Hilfe beim Aufstehen, sie wird mit dem Rollator ins Badezimmer begleitet.
	Erst Toilettengang, dann Versorgung am Waschbecken. Die Materialien müssen bereitgestellt werden. Je nach Schmerzgeschehen und Beweglichkeit der Hände müssen Pflegemaßnahmen übernommen werden. Frau B. bekommt auf jeden Fall einen Waschlappen in die Hand und versucht sich zu waschen. Die Zahnbürste hat einen verdickten Griff, dennoch kann sie sie nicht immer halten und führen. Dann wird die Mundpflege übernommen. Intimbereich, Beine, Füße wird von PP übernommen. Das Waschen, trocken und die Körperlotion wird basal beruhigend in Haarwuchsrichtung geführt. Sie bekommt immer wieder Bestätigung, dass sie ihre Wünsche und Bedürfnisse äußern darf.
	Sie kann sich ihre Kleidung aussuchen, fragt aber immer wieder nach, ob es richtig sei oder sie lieber etwas anderes auswählen soll. Wichtig, ist, dass sie selbst eine Entscheidung treffen soll.
08:00–09:00	Frühstück – Frau B. kann sich ihr Frühstück aussuchen. Es fällt ihr schwer eine Entscheidung zu treffen und braucht für ihre Wahl Bestätigung. Das Frühstück muss mundgerecht zubereitet werden.
	Toilettengang
Ca. 09:00	Medikamentengabe
Ca. 09:30	Abfrage Schmerz, ggf. Wärmeanwendung

Persönlichkeitsstörungen

Zeitfenster	
09:00–10:00	Frau B. bleibt in der Wohnküche sitzen, sie möchte gerne helfen. Frau B. spült im warmen Wasser Medikamentenbecher und wischt langsam die Tische ab. Sie freut sich und fühlt sich wohl, wenn sie dafür Bestätigung, dass alles richtig ist, bekommt.
10:00–12:00	Toilettengang
	Schmerzabfrage, ggf. Wärmeanwendung
	Frau B. nimmt an Beschäftigungsangeboten teil. Am liebsten kümmert sie sich um andere Bewohner. Wichtig ist, dass sie die Erfahrung macht, auch für sich etwas Gutes anzunehmen.
	Sie bekommt Unterarm- und Handmassagen sowie Wärmeanwendungen, Bewegungsübungen
12:00–13:00	Toilettengang
	Mittagessen – Frau B. kann sich ihr Essen aussuchen. Es fällt ihr schwer, eine Entscheidung zu treffen und sie braucht für ihre Wahl Bestätigung. Das Essen muss mundgerecht zubereitet werden.
13:00–14:30	Frau B. zieht sich zurück, sie räumt meist ein wenig im Zimmer auf und schläft dann in ihrem Sessel ein.
	Zwischendurch nach Frau B. schauen, sie meldet sich nicht allein.
14:30–15:30	Kaffeetrinken – Frau B. freut sich über Kuchen und sitzt gerne mit anderen Bewohnern zusammen. Sie hilft gerne, jedoch muss Frau B. zwischendurch informiert werden, dass sie anderen Bewohnern mit Schluckstörungen nichts zu trinken oder zu essen geben darf.
	Sie kann beim Spülen helfen.
	Frau B. braucht kontinuierlich Bestätigung.
15:30–17:30	Frau B. nimmt an Beschäftigungsangeboten teil, bei schönem Wetter geht sie gerne langsam Spazieren, das mag sie aber nur bei warmem Wetter.
	Toilettengang
	Schmerzabfrage
17:30–18:30	Abendessen – Frau B. kann sich ihr Abendessen aussuchen. Es fällt ihr schwer, eine Entscheidung zu treffen und sie braucht für ihre Wahl Bestätigung. Das Essen muss mundgerecht zubereitet werden.
18:30–19:30	Frau B. wird am Waschbecken versorgt.
	Die Materialien müssen bereitgestellt werden. Je nach Schmerzgeschehen und Beweglichkeit der Hände müssen Pflegemaßnahmen übernommen werden. Frau B. bekommt auf jeden Fall einen Waschlappen in die Hand und versucht sich zu waschen.

Maßnahmenplan für Frau Kerstin B.

Zeitfenster	
	Die Zahnbürste hat einen verdickten Griff, dennoch kann sie sie nicht immer halten und führen. Dann wird die Mundpflege übernommen. Intimbereich wird von PP übernommen. Das Waschen, trocken und die Körperlotion wird basal beruhigend in Haarwuchsrichtung geführt. Sie bekommt immer wieder Bestätigung, dass sie ihre Wünsche und Bedürfnisse äußern darf. Toilettengang Medikamentengabe
19:30–21:00	Frau B. sitzt noch in ihrem Sessel und schaut Fernsehen. Falls sie dort einschläft, vorsichtig wecken und dann beim Ins-Bett-Bringen unterstützen.
21:00–06:30	Ist Frau B. bei den Kontrollgängen wach, Schmerzgeschehen erfragen. Kontinenzversorgung

13 Somatoforme Störungen

Typisch für somatoforme Störungen sind wiederholt auftretende körperliche Symptome, die die Erkrankten dazu treiben, möglichst alle medizinische Diagnostik auszuschöpfen. Doch auch wenn sämtliche Ärzte versichern, dass die Symptome keine körperlichen Ursachen haben, bleiben die Erkrankten bei ihren Überzeugungen. Im Vordergrund stehen also körperliche Beschwerden ohne nachweisbare körperliche Veränderungen.

Zu den somatoformen Störungen zählt die ICD-10
- Somatisierungsstörung
    - Beschwerden in unterschiedlichen Körperregionen und Organsystemen
- Somatoforme autonome Funktionsstörung
    - umschriebene körperliche Beschwerden
- Hypochondrische Störung
    - ausgeprägte Krankheitsbefürchtungen

13.1 SIS®-Gespräch mit Frau Doris W.

Sie führen mit Frau W. dass SIS® Gespräch. Sie informieren sie über den Sinn und Zweck des Gespräches. Dass Sie nämlich nicht neugierig sind, sondern dass Sie gemeinsam besprechen und planen möchten, wie Frau W. gut in ihrer neuen Umgebung ankommen kann. Ebenfalls informieren Sie sie darüber, wie viel Zeit Ihnen für das Gespräch zur Verfügung steht.

Sie stellen die Ausgangsfrage, wie es Frau W. damit geht, in Ihrer Einrichtung zu sein und wie in der Vergangenheit ihr Alltag aussah.

SIS®-Gespräch mit Frau Doris W.

Frau W. ist 1957 in Warschau geboren. Sie lebte seit über 30 Jahren im ländlichen Sauerland, hat zwei Kinder und ist verwitwet. »*Meine Kinder haben keinen Kontakt mehr zu mir, sie sagen, sie können mein Gejammer nicht mehr hören.*«

Seit Jahren hat Frau W. unerklärliche körperliche Symptome. In den letzten Jahren war sie ständig im Krankenhaus und kommt auch jetzt direkt aus dem Krankenhaus zu Ihnen. Frau W. erzählt: »*Ich habe solche Schmerzen in den Beinen und im Bauch. Ich habe Luftnot und muss immer wieder erbrechen. Beim Wasserlassen brennt es so. Ich bin immer so müde und kraftlos.*« Frau W. fängt an zu weinen. »*Ich konnte mich nie um meine Familie kümmern, ich bin eine schlechte Mutter und war auch keine gute Ehefrau. Jetzt ist mein Mann tot. Wissen Sie, ich sterbe bestimmt auch bald, ich bin so krank. Aber die Ärzte finden ja nichts.*«

Frau W. ist in einfachen Verhältnissen aufgewachsen und hat viele Entbehrungen erlebt. »*Ich hatte als Kind oft wenig zu essen und musste zu Hause viel arbeiten und mich um meine Geschwister kümmern. Ich bin schnell zu Hause ausgezogen, als ich meinen Mann kennenlernte. Er hat mich oft geschlagen vor allem, wenn er betrunken war.*« Frau W. fängt immer wieder an zu weinen und besteht auf ihren körperlichen Symptomen. »*Ich bin doch nicht verrückt, ich spüre doch die Schmerzen überall. Ich kann mich kaum bewegen.*«

Frau W. ist bereits mehrmals gestürzt. Sie hat Gewicht verloren, erbricht immer wieder. Auf die Frage, was ihr hilft, berichtet sie, dass sie dann Pfefferminztee trinke und eine Wärmflasche auf den Bauch lege. Weiterhin sagt sie, dass sie nichts Gutes verdient habe, weil sie so unfähig war und ihre Pflichten nicht erfüllen konnte. Gleichzeitig sagt sie: »*Bitte helfen Sie mir.*«

 Übung

Ihre Expertise
- Wie sieht Ihre fachliche Einschätzung aus?
- Worauf verständigen Sie sich mit Frau W.?

13.2 Definition

Hauptmerkmal der somatoformen Störungen ist ein anhaltendes oder wiederholtes Auftreten von körperlichen Symptomen, für die keine organischen Befunde nachweisbar sind, bei denen aber in der Pathogenese seelische Belastungssituationen und Konflikte eine wesentliche Rolle spielen.[37]

13.2.1 Häufigkeit und Verlauf

Die Somatoforme Störung ist eine häufige Störung, die überwiegend Frauen (4 %) betrifft. Die somatoforme autonome Funktionsstörung ist die häufigste Störung (25 %). Die somatoforme Schmerzstörungen sind bei Männern und Frauen gleich häufig und kommen familiär gehäuft vor. Hypochondrische Störungen treten bei 4–6 % aller Menschen auf, es bestehen keine Geschlechtsunterschiede.

13.3 Ätiologie – Pathogenese

Wie bei allen Erkrankungen wirken unterschiedliche Faktoren zusammen. Dazu gehören das psychoanalytische Modell, die lerntheoretische Sicht, neurobiologische Veränderungen und prädisponierende Persönlichkeitsstrukturen.

13.4 Symptome

Die Symptome zeigen sich je nach betroffenem Bereich. Die Somatisierungsstörung ist gekennzeichnet durch multiple, meist schon über viele Jahre bestehende Körpersymptome. Ärzte finden keine körperliche Ursache, der betroffene Mensch wechselt von einem Arzt zum anderen.

---

[37] Vgl. Stöcker 2021

Symptome

Seit Jahren hat Frau W. unerklärliche körperliche Symptome (▶ Kap. 13.1).

Jeder körperliche Bereich kann betroffen sein:
- Schluckbeschwerden
- Schmerzen in den Extremitäten
  - Frau W. Schmerzen in den Beinen (▶ Kap. 13.1)
- Rückenschmerzen
- Gastrointestinale Beschwerden,
  - Frau W. muss immer wieder erbrechen, hat Schmerzen im Bauch (▶ Kap. 13.1)
- Urogenitale Schmerzen
  - Frau W. hat Brennen beim Wasserlassen (▶ Kap. 13.1)
  - Frau W. ist kurzatmig (▶ Kap. 13.1)
- Thoraxschmerzen
- Amnesie
- Schwindelgefühle

Sind die beschriebenen Beschwerden eher vegetativer Grundlage, wird von einer **somatoformen autonomen Funktionsstörung** gesprochen. Es kommt zu
- Kardiovaskulären,
- Respiratorischen,
- gastrointestinalen oder
- urogenitalen Funktionsstörungen

Bei einer somatoformen Schmerzstörung erlebt der Betroffene andauernde, schwere und quälende Schmerzen, ohne körperliche Ursachen.

Bei der **Hypochondrie** leidet der erkrankte Mensch an übermäßiger Angst, von einer schweren körperlichen Erkrankung betroffen zu sein. Ein wesentliches Merkmal ist hier die ständige gedankliche Beschäftigung mit der oder den vermeintlichen Erkrankungen. Dadurch sind soziale Beziehungen und berufliche Leistungsfähigkeiten oft nachhaltig gestört.

13.5 Pflege und Beschäftigung

Immer wieder fallen in einer Teamsitzung Sätze wie: »Die Bewohnerin XY kann keine Schmerzen haben, sie möchte nur Aufmerksamkeit!« Aber ist das wirklich so? Kann das ein Außenstehender wirklich beurteilen? Und selbst wenn ein Mensch das Bedürfnis nach Aufmerksamkeit benötigt, ist es Ihre professionelle Aufgabe, dass er sie bekommt. Natürlich können Sie nicht jeden einzelnen Bewohner 24 Stunden lang begleiten. Sie können nicht immer vor Ort sein. Aber es gibt eine Fülle von Möglichkeiten bei herausforderndem Verhalten (▶ Kap. 18).

Zurück zu den Schmerzstörungen: Es gibt keinen eingebildeten Schmerz, sondern einen psychogenen Schmerz. Der Expertenstandard Schmerzmanagement in der Pflege beschreibt klar: »*Schmerz ist das, was die Person, die ihn erfährt, über ihn angibt; er ist vorhanden, wenn sie sagt, dass er da ist.*«[38] Weiterhin stellt der Expertenstandard das sogenannte bio-psycho-soziale-Modell in den Vordergrund. Es besagt, wie vielfältig die Einflussfaktoren auf das Erleben eines Schmerzes sind. Nehmen Sie also jeden Schmerz ernst.

> *Beispiel* **Schmerzerleben**
>
> Stellen Sie sich Folgendes vor:
> 1. Sie haben Schmerzen, starke Schmerzen, Sie sind zu Hause. Ihr/e Partner/-in kümmert sich sehr fürsorglich um Sie. Sie bekommen ein warmes Getränk, eine Decke und viel tröstlichen Zuspruch.
>   Wie fühlen Sie sich? Wahrscheinlich besser.
> 2. Sie haben Schmerzen, starke Scherzen, sie sind zu Hause. Ihre Partner/-in kümmert sich nicht um Sie. Sie bekommen zu hören, dass Sie gar keine Schmerzen haben können, dass es keine Ursache dafür gibt.
>   Wie fühlen Sie sich? Wahrscheinlich schlechter.

---

[38] DNQP 2020

Viele betroffene Menschen haben eine Odyssee an Arztbesuchen hinter sich gebracht und fühlten sich unverstanden. Vermeiden Sie es daher, dass diese Menschen weiterhin ständig die Ärzte wechseln, obwohl wirklich alles abgeklärt ist.

Geben Sie dem Erkrankten stattdessen die Möglichkeit, selbst aktiv zu werden, sich zu fühlen, den eigenen Körper angenehm wahrzunehmen. Bieten Sie Basale Stimulation® an, Wärme und Bewegungen. Akzeptieren Sie die aufkommenden Ängste und lenken Sie die Aufmerksamkeit des Betroffenen auf positive Erlebnisse. Wählen Sie die Beschäftigungsangebote so aus, dass das Selbstwertgefühl gestärkt werden kann.

13.6 SIS® für Frau Doris W.

Lesen Sie bitte vorher das Kapitel Strukturmodell (▶ Kap. 2.2) durch. Schauen Sie sich bitte nochmals das Ausgangsgespräch (▶ Kap. 13.1) an. Bevor Sie sich die beispielhafte SIS® und den Maßnahmenplan anschauen, füllen Sie erst selbst die SIS®[39] aus und erstellen einen exemplarischen Maßnahmenplan.

Info
Die im Folgenden ausgefüllten Themenfelder und der Maßnahmenplan dienen der Orientierung und nicht zur direkten Übernahme. Jeder Bewohner ist individuell und verdient seine individuelle Planung.

Im Folgenden finden Sie in den Themenfeldern die Dreiteilung PB (Pflegebedürftige), PFE (Pflegefachliche Einschätzung) und VP (Verständigung). Diese Abgrenzung dient dem Verständnis, Sie müssen dies nicht in diesen Grundstrukturen getrennt erfassen. Das Grundprinzip sollte jedoch aufrechterhalten bleiben: **Was sagt der Pflegebedürftige, was schätzen Sie fachlich ein und worauf verständigen Sie sich?** Das sollte in den Themenfeldern stehen. Unter VP steht, was Sie mit der zu versorgenden Person vereinbart haben.

---

[39] https://www.ein-step.de/schulungsunterlagen/schulungsunterlagen/

Es sei denn, Sie können mit dem Bewohner, Angehörigen/Betreuer kein Gespräch führen. Dann findet sich in der SIS® ausschließlich Ihre fachliche Einschätzung wieder.

Tab. 24: SIS® für Frau Doris W.

Was bewegt Sie im Augenblick? Was brauchen Sie? Was können wir für Sie tun?

PB: »*Ich bin froh hier zu sein, jetzt wird mir geholfen. Ich bin in Warschau geboren und lebe seit über 30 Jahren im ländlichen Sauerland. Ich konnte mich nie um meine Familie kümmern, ich bin eine schlechte Mutter und war auch keine gute Ehefrau. Jetzt ist mein Mann tot. Wissen Sie, ich sterbe bestimmt auch bald. Ich hatte als Kind wenig zu essen und musste zu Hause viel arbeiten und mich um meine Geschwister kümmern. Ich bin schnell zu Hause ausgezogen, als ich meinen Mann kennenlernte. Er hat mich geschlagen, vor allem, wenn er betrunken war. Ich habe nichts Gutes verdient, ich war unfähig und konnte meine Pflichten nicht erfüllen. Bitte helfen Sie mir.*«

Themenfeld 1 – kognitive und kommunikative Fähigkeiten

PB: »*Ich bin doch nicht verrückt. Ich spüre doch die Schmerzen überall.*«
PFE: Frau W. fängt immer wieder an zu weinen und besteht auf ihren körperlichen Symptomen. Frau W. kann sich aus Angst kaum bewegen, motorisch ist alles möglich.
VP: Frau W. wird mit ihren Ängsten ernst genommen.

Themenfeld 2 – Mobilität und Beweglichkeit

PFE: Zum Thema Bewegung gibt Frau W. keine weiteren Auskünfte. Sie möchte darüber nicht mehr reden. Frau W. ist bereits mehrmals gestürzt. Sie klammert sich an Gegenstände und möchte nicht laufen. Motorisch ist sie dazu in der Lage.
VP: Teilnahme an Bewegungsangeboten, auch wenn sie nur dabeisitzt.

Themenfeld 3 – krankheitsbezogene Anforderungen und Belastungen

PB: »*Seit Jahren habe ich unerklärliche körperliche Symptome. In den letzten Jahren war ich ständig im Krankenhaus. Ich habe solche Schmerzen in den Beinen und im Bauch. Ich habe Luftnot und muss immer erbrechen. Beim Wasserlassen brennt es so. Ich bin immer so müde und kraftlos. Ich bin so krank. Aber die Ärzte finden ja nichts.*«
PFE: Frau W. ist direkt aus dem Fachkrankenhaus Psychiatrie und Neurologie gekommen, nach Angaben der Ärzte liegen keine körperlichen Ursachen vor. Frau W. wird mit ihren Symptomen ernst genommen. Ihr Schmerz ist instabil, ihr NRS schwankt zwischen 3 und 8, hilfreich sind Pfefferminztee und eine Wärmflasche auf den Bauch.
VP: Ein ständiger Arztwechsel wird vermieden. Medikamentenmanagement

Themenfeld 4 – Selbstversorgung

PB: »Ich habe Gewicht verloren und muss immer wieder erbrechen.«
PFE: Frau W. hat Gewicht verloren, sie erbricht immer wieder. Pfefferminztee und Wärmflasche auf dem Bauch helfen. Je nach aktuellen Schmerzerleben benötigt sie Unterstützung bei der körpernahen Versorgung in allen Ebenen. Gleichzeitig benötigt sie Motivation, dass sie die Hilfe annehmen darf und versucht selbst daran teilzunehmen.
VP: Tägliche Absprache ihrer Möglichkeiten, Ernährungsmanagement

Themenfeld 5 – Leben in sozialen Beziehungen

PB: »Ich habe zwei Kinder und bin verwitwet. Meine Kinder haben keinen Kontakt mehr zu mir, sie sagen, Sie können mein Gejammer nicht mehr hören.«

Themenfeld 6 – Wohnen/Häuslichkeit

Es ist noch nichts geklärt.

Erste fachliche Einschätzung der für die Pflege und Betreuung relevanten Risiken und Phänomene (Matrix)

Die SIS® endet mit der Matrix, die hier außer Acht gelassen wurde.

Überlegen Sie sich bitte trotzdem, welche pflegerelevanten Risiken Frau W. hat

Weitere Handlungen und Dokumentation
- Termin: Psychiater/Neurologe
- Beratung Ernährungsmanagement
- Schmerzdokumentation

13.7 Maßnahmenplan für Frau Doris W.

Grundbotschaft

Frau W. hat Schmerzen (instabil, NRS 3–8). Schmerzmanagement: Wärme, Pfefferminztee, Analgetikagabe (bei Bedarf). Der Schmerz ist ernst zu nehmen. Frau W. muss motiviert werden, dass sie Hilfe annehmen und sich selbst einbringen darf. Ihre Bewegungen sind sehr langsam, sie braucht viel Zuspruch. Wenn sie zu schnell geht, bekommt sie Luftnot. Falls sie Unterstützung beim Toilettengang braucht, meldet sich Frau W.

Tab. 25: Maßnahmenplan für Frau Doris W.

Zeitfenster	
08:00–08:30	Medikamentengabe
08:30–09:30	Frau W. geht mit Unterstützung und Motivation langsam ins Badezimmer. Bereits beim Aufstehen beschreibt sie je nach Tagesform Schmerzen. Bei NRS über 7 bekommt sie Bedarfsmedikamente. Sie wird am Waschbecken versorgt. Sie wird motiviert, sich an der kompletten körpernahen Versorgung zu beteiligen. Übernommen werden nach individueller Lage Pflege, An- und Auskleiden. Einmal in der Woche nach Absprache Duschen.
09:30–10:30	Frau W. geht mit Unterstützung und Motivation langsam in die Wohnküche. Frühstück – Frau W. bestimmt, was sie essen möchte. Individueller Essensplan liegt vor. Schmerzabfrage, ggf. Maßnahme lt. Plan
10:30–12:00	Schmerzabfrage, ggf. Maßnahme lt. Plan Frau W. bleibt auf eigenen Wunsch in der Wohnküche oder geht langsam ins Zimmer. Ebenso entscheidet sie, an welchen Beschäftigungsangeboten sie teilnimmt. Sie braucht Zeit, sich in der Einrichtung einzuleben.

Maßnahmenplan für Frau Doris W.

Zeitfenster	
12:00–13:00	Frau W. ist bereits in der Wohnküche oder geht mit Unterstützung und Motivation langsam in die Wohnküche. Mittagessen – Frau W. bestimmt, was sie essen möchte. Individueller Essensplan liegt vor. Medikamentengabe
13:00–15:00	Schmerzabfrage, ggf. Maßnahme lt. Plan Frau W. bleibt auf eigenen Wunsch in der Wohnküche oder geht langsam ins Zimmer. Ebenso entscheidend sie, an welchen Beschäftigungsangebote sie teilnimmt. Wenn es warm ist, geht sie gern nach draußen, sitzt gern in der Sonne.
15:00–16:00	Kaffeetrinken – Frau W. ist bereits in der Wohnküche oder geht mit Unterstützung und Motivation langsam in die Wohnküche.
16:00–18:00	Schmerzabfrage, ggf. Maßnahme lt. Plan Frau W. bleibt auf eigenen Wunsch in der Wohnküche oder geht langsam ins Zimmer. Ebenso entscheidet sie, an welchen Beschäftigungsangeboten sie teilnimmt. Sie braucht Zeit, sich in der Einrichtung einzuleben.
18:00–19:00	Abendessen – Frau W. ist bereits in der Wohnküche oder geht mit Unterstützung und Motivation langsam in die Wohnküche. Frau W. bestimmt, was sie essen möchte. Individueller Essensplan liegt vor.
19:00–20:00	Frau W. wird auf Wunsch langsam ins Zimmer begleitet. Sie wird am Waschbecken versorgt. Sie wird motiviert, sich an der körpernahen Versorgung zu beteiligen. Übernommen werden nach individueller Lage Pflege, An- und Auskleiden. Medikamentengabe
20:00–08:00	Nächtliche Kontrollgänge, Frau W. meldet sich bei Bedarf.

14 Belastungsstörungen

Per Definition (▶ Kap. 14.2) muss einer Belastungsstörung ein belastendes Ereignis zu Grunde liegen. Nicht jedes Erleben wird jedoch als Belastung bzw. als Trauma definiert. So kann ein schwerer Verkehrsunfall für den einen Menschen ein nicht bewältigtes Trauma darstellen und ein anderer Mensch, durch individuelle persönliche Faktoren, bewältigt werden kann.

14.1 SIS®-Gespräch mit Herrn Willi Sch.

Sie führen mit Herrn Sch. da SIS®-Gespräch. Sie informieren sie über den Sinn und Zweck des Gespräches. Dass Sie nämlich nicht neugierig sind, sondern dass Sie gemeinsam besprechen und planen möchten, wie Herr Sch. gut in ihrer neuen Umgebung ankommen kann. Ebenfalls informieren Sie ihn darüber, wie viel Zeit Ihnen für das Gespräch zur Verfügung steht.

Sie stellen die Ausgangsfrage, wie es Herrn Sch. damit geht, in Ihrer Einrichtung zu sein und wie in der Vergangenheit ihr Alltag aussah.

»Es ist gut hier zu sein. Ich lebe allein, meine Frau ist vor ein paar Jahren gestorben. Unsere beiden Kinder wohnen weit weg, die Tochter in Berlin und der Sohn in Australien.

Ich bin 1934 geboren, habe keine Geschwister, der Krieg brach aus und die Familie zerbrach. Der Vater musste in den Krieg und kam nicht wieder. Meine Mutter musste uns irgendwie durchbringen. Keine einfache Zeit.«

Herr Sch. kommt direkt aus dem Krankenhaus zu Ihnen, er wurde dort in einem Zustand akuter Panik eingeliefert.

»*Ich bin froh, dass ich klar bei Verstand bin. Jedoch habe Ich immer wieder schlechte Träume, wache nachts auf, habe Herzklopfen und bin voller Schweiß. Daran habe ich mich sogar etwas gewöhnt. Vor drei Wochen sah ich Bilder im Fernsehen. Krieg! Dann hatte ich diesen Herzinfarkt, obwohl die Ärzte gesagt haben, es sei keiner gewesen.*«

Bei der Frage nach belastenden Ereignissen, kämpft Herr Sch. mit Tränen und ringt nach Luft. »*Ich habe als Kind schlimme Dinge gesehen, glauben Sie mir, das wünsche ich nicht meinen engsten Feind. Wir mussten uns verstecken und in engen Bunkern um unser Leben bangen. Meine Mutter hat Dinge getan und/oder wurden mit ihr getan, die ich als Kind nicht verstanden habe. Dann wurden wir irgendwann während eines Angriffs getrennt. Ich weiß bis heute nicht, was geschehen ist. Ich musste ins Heim, von da aus kam ich immer wieder zu Pflegeeltern und dann wieder ins Heim. Die Kinderheime der damaligen Zeit kannten nur Disziplin, wenn Sie verstehen, was ich meine.*

Ich habe Diabetes und seit Wochen einen offenen Fuß. Das Laufen fällt mir schwer. Es ist besser, jetzt hier zu sein. Vielleicht habe ich noch ein paar schöne Wochen bei Ihnen.«

Herr Sch. sitzt im Rollstuhl und kann sich durch »Rollstuhllaufen« fortbewegen. »*Ich trage spezielle Schuhe.*«

Bei der Frage nach der Lebensqualität antwortet er, dass er gelernt hat, damit zu leben.

»*Ich wasche mich selbst oben und rasiere mich selbst nass. Unten und an den Füßen, da komme ich nicht gut ran. Ich kann auch noch allein zur Toilette, bitte können Sie dafür sorgen, dass mich nur ein Mann wäscht? Meine Tochter kommt bald und wird meine Wohnung auflösen.*«

Übung

Ihre Expertise
- Wie sieht Ihre fachliche Einschätzung aus?
- Worauf verständigen Sie sich mit Herrn Sch.?

14.2 Definition

Eine Belastungsstörung ist eine Reaktion auf belastende Lebensereignisse bzw. Traumata, die nach Art und Ausmaß deutlich über das nach allgemeiner Lebenserfahrung zu erwartende hinausgehen.

Der Begriff »Trauma« wird oft inflationär für viele Ereignisse benutzt. Die ICD-10 definiert ein psychisches Trauma als eine Verletzung der Psyche durch ein *»belastendes Ereignis oder eine Situation außergewöhnlicher Bedrohung oder katastrophenartigen Ausmaßes die bei fast jedem Menschen eine tiefgreifende Verzweiflung hervorrufen würde«*.

Dazu gehören Kriegserlebnisse, Überfälle, Geiselnahme oder auch Tod eines sehr nahestehenden Menschen. Als Trauma außergewöhnlichen Ausmaßes wird der Tod durch Suizid des eigenen Kindes beschrieben.

14.2.1 Häufigkeit und Verlauf

Die Häufigkeit ist abhängig von der Häufigkeit traumatisierender Erfahrungen. Die posttraumatische Belastungsstörung ist eine der häufigsten dieser Gruppe. Frauen sind häufiger betroffen als Männer.

14.3 Ätiologie – Pathogenese

Aus der Definition ergibt sich die Ätiopathogenese. Der wesentliche Faktor ist das Vorhandensein einer Belastung, das belastende Ereignis. Bezogen auf den multifaktoriellen Grundgedanken spielen eine biologische Vulnerabilität, bestimmte Persönlichkeitszüge sowie soziale Interaktionen weitere Rollen.

14.4 Formen und Symptome

Zu den Belastungsstörungen zählen verschiedene Formen:
- Akute Belastungsreaktion
  - Es gab eine akute Belastung und/oder akutes Ereignis, beispielhaft ein schwerer Unfall, auf das der Betroffene reagiert (was erst einmal völlig »normal« ist).
  - Es besteht stunden- bis tagelang (bis max. drei Wochen) eine anhaltende Reaktion auf dieses außergewöhnliche körperliche und/oder seelische Ereignis/Belastung.
  - Nach einem anfänglichen Zustand der Betäubung kommt es zu affektiven und vegetativen Symptomen, zu einem Gefühl der Betäubung oder inneren Leere.
- Posttraumatische Belastungsstörung (PTBS)
  - Posttraumatische Belastungsstörungen sind Folgen, die erst Wochen bis Monaten nach Beendigung der traumatischen Ereignisse auftreten.
  - Herr Sch.: *»Ich habe als Kind schlimme Dinge gesehen, glauben Sie mir, das wünsche ich nicht meinen engsten Feind. Wir mussten uns verstecken und in engen Bunkern um unser Leben bangen. Meine Mutter hat Dinge getan und/oder wurden mit ihr getan, die ich als Kind nicht verstanden habe. Dann wurden wir irgendwann während eines Angriffs getrennt. Ich weiß bis heute nicht, was geschehen ist. Ich musste ins Heim, von da aus kam ich immer wieder zu Pflegeeltern und dann wieder ins Heim. Die Kinderheime der damaligen Zeit kannten nur Disziplin.«* (▶ Kap. 14.1)

- PTBS fast unterschiedliche psychische und psychosomatische Symptome zusammen, die als Langzeitfolgen eines singulären Traumas oder komplexer Traumata auftreten können, deren Tragweite die Strategien des Organismus für eine abschließende Bewältigung überfordert hat.
- Die Symptomatik ist sehr vielseitig. Die wichtigsten sind:
  - Flashbacks, Alpträume
    - Herr Sch.: »*Ich habe schlechte Träume*« (▶ Kap. 14.1)
  - Emotionaler und sozialer Rückzug mit Teilnahmslosigkeit und Verlust der Lebensfreude, vermeiden von Situationen, die an das Trauma erinnern kann
  - Vegetative Übererregtheit, Vigilanzsteigerung
    - Herr Sch.: »*Ich habe Herzklopfen und bin voller Schweiß.*« (▶ Kap. 14.1)
  - Schreckhaftigkeit
  - Schlaflosigkeit
    - Herr Sch.: »*Ich wache nachts auf.*« (▶ Kap. 14.1)
- Anpassungsstörung
  - Gestörter Anpassungsprozess nach einer einschneidenden Lebensveränderung oder nach belastenden Lebensereignissen.
  - Die Störung dauert meist nicht länger als sechs Monate.
- Andauernde Persönlichkeitsänderung nach Extrembelastung
  - Nach extremer Belastung kann sich eine andauernde Persönlichkeitsänderung entwickeln.
  - Diese äußert sich in unflexiblem und unangepasstem Verhalten, das zu Beeinträchtigungen in den zwischenmenschlichen, sozialen und beruflichen Beziehungen führt.
  - Es kommt zu feindlicher und misstrauischer Haltung der Welt gegenüber.
  - Gefühl der Leere oder Hoffnungslosigkeit.
  - Chronisches Gefühl von Nervosität im Sinne eines ständigen Bedrohtseins.

Info
Die ICD-11 fasst all diese Störungen als stressassoziierte Erkrankungen zusammen. So ist die akute Belastungsreaktion in der ICD-11 eine akute Stressreaktion. Die ICD-11 ergänzt noch eine komplexe posttraumatische Belastungsstörung und eine prolongierte Trauerreaktion.

14.5 Pflege und Beschäftigung

Das Ziel von Pflege und Beschäftigung von Menschen mit Belastungsstörungen ist es, sie in die Lage zu versetzen, das Geschehene zu verarbeiten und sich an eine veränderte Situation anzupassen. Dies kann von ganz allein, im Laufe der Zeit, passieren oder mit professioneller Hilfe. Betroffene Bewohner, die bisher keine therapeutische Hilfe bekommen haben, werden diese wahrscheinlich auch nicht mehr bei Ihnen in der Einrichtung bekommen.

Info
Es ist nicht einfach für einen Menschen, psychologische Unterstützung zu bekommen. Die Wartezeit für einen Termin bei einem kassenärztlich zugelassenen Psychologen beträgt immer mehrere Monate. Das ist für einen älteren Menschen wenig realistisch.

Wie bei Herrn Sch. beschrieben, haben aktuelle Ereignisse vergangene Erlebnisse reaktiviert. Menschen, die früher im Schützengraben gelegen und um ihr Leben gebangt haben, bekommen plötzlich, Jahrzehnte später, in der Silvesternacht eine Panikattacke, weil die Böller und die Geräuschkulisse einem Angriff ähneln. Die Symptome ähneln dabei einem Herzinfarkt.

Belastende Ereignisse im Leben eines Menschen werden Sie auch bei der besten Biografiearbeit nicht immer erfahren. Entweder sind sie den Betroffenen selbst nicht mehr bekannt/bewusst oder sollen nicht weitergegeben werden. Es gibt auch sehr viele Familiengeheimnisse. Berücksichtigen Sie dieses Wissen, um zu verstehen, was hinter einer scheinbar herausfordernden Reaktion und/oder Handlung stecken kann. Bleiben Sie im Kontakt, vermitteln Sie Vertrauen.
Bieten Sie Beschäftigungsthemen nach den Wünschen des betroffenen Bewohners an. Sie müssen dabei keine Angst vor Themen oder Situationen haben, die Auslöser darstellen könnten (wie etwa ein Silvesterfeuerwerk). Das kann passieren, Sie können nicht immer wissen, was gerade wie wirkt. Fängt ein Mensch an zu weinen, dann sind es vielleicht die lange zurückgehaltenen Tränen, die endlich fließen dürfen.

Herr Sch. glaubt, dass er einen Herzinfarkt gehabt hat, dass kann für ihn belastend sein. Informieren Sie ihn, dass er nicht allein ist, dass viele Menschen betroffen sind und Belastungen sich auf einer körperlichen Ebene zeigen können.

14.6 SIS® für Herrn Willi Sch.

Lesen Sie bitte vorher das Kapitel Strukturmodell (▶ Kap. 2.2) durch. Schauen Sie sich bitte nochmals das Ausgangsgespräch (▶ Kap. 14.1) an. Bevor Sie sich die beispielhafte SIS® und den Maßnahmenplan anschauen, füllen Sie erst selbst die SIS®[40] aus und erstellen einen exemplarischen Maßnahmenplan.

Info
Die im Folgenden ausgefüllten Themenfelder und der Maßnahmenplan dienen der Orientierung und nicht zur direkten Übernahme. Jeder Bewohner ist individuell und verdient seine individuelle Planung.

---
[40] https://www.ein-step.de/schulungsunterlagen/schulungsunterlagen/

SIS® für Herrn Willi Sch. 199

Im Folgenden finden Sie in den Themenfeldern die Dreiteilung PB (Pflegebedürftige), PFE (Pflegefachliche Einschätzung) und VP (Verständigung). Diese Abgrenzung dient dem Verständnis, Sie müssen dies nicht in diesen Grundstrukturen getrennt erfassen. Das Grundprinzip sollte jedoch aufrechterhalten bleiben: **Was sagt der Pflegebedürftige, was schätzen Sie fachlich ein und worauf verständigen Sie sich? Das sollte in den Themenfeldern stehen. Unter VP steht, was Sie mit der zu versorgenden Person vereinbart haben.**

Es sei denn, Sie können mit dem Bewohner, Angehörigen/Betreuer kein Gespräch führen. Dann findet sich in der SIS® ausschließlich Ihre fachliche Einschätzung wieder.

Tab. 26: Maßnahmenplan für Herrn Willi Sch.

Was bewegt Sie im Augenblick? Was brauchen Sie? Was können wir für Sie tun?
PB: »*Es ist besser jetzt hier zu sen. Vielleicht habe ich noch ein paar schöne Wochen bei Ihnen. Ich habe keine Geschwister, der Krieg brach aus und die Familie zerbrach. Der Vater musste in den Krieg und kam nicht wieder. Meine Mutter musste uns irgendwie durchbringen. Keine einfache Zeit. Ich habe als Kind schlimme Dinge gesehen, glauben Sie mir, dass wünsche ich nicht meinen schlimmsten Feind. Wir mussten uns verstecken und in engen Bunkern um unser Leben bangen. Meine Mutter hat Dinge getan und/oder wurde ihr angetan, die ich als Kind nicht verstanden habe. Dann wurden wir irgendwann während eines Angriffs getrennt. Ich weiß bis heute nicht, was geschehen ist. Ich musste ins Heim, von da aus kam ich immer wieder zu Pflegeeltern und dann wieder ins Heim. Die Kinderheime der damaligen Zeit kannten nur Disziplin, wenn Sie verstehen, was ich meine.*«
Themenfeld 1 – kognitive und kommunikative Fähigkeiten
PB: »*Ich bin froh, dass ich klar bei Verstand bin.*«   **PFE:** Herr Sch. war wegen eines Zustandes akuter Panik im Krankenhaus. Er ist in seiner Orientierung nicht beeinträchtigt und kann Risiken und Gefahren erkennen   **VP:** Herr Sch. wird motiviert über seine Ängste zu sprechen.
Themenfeld 2 – Mobilität und Beweglichkeit
PB: »*Das Laufen fällt mir schwer. Ich sitze im Rollstuhl und laufe mit dem Rollstuhl.*«   **PFE:** Herr Sch. kann kurzzeitig stehen, durch den DFU kann er nicht richtig auftreten. Im Bett kann er sich bewegen, zum Laufen benutzt er den Rollstuhl, zum Umsetzen benötigt er etwas zum Abstützen, er nimmt dazu den Rollstuhl. die Bremsen stellt er selbst fest. Im Rollstuhl kann er Mikrobewegungen durchführen.   **VP:** Herr. Sch. meldet sich, falls er beim Umsetzen Hilfe benötigt.

Themenfeld 3 – krankheitsbezogene Anforderungen und Belastungen

PB: »*Ich habe immer wieder schlechte Träume. Ich wache nachts auf, habe Herzklopfen und bin voller Schweiß. Vor drei Wochen sah ich die Bilder im Fernsehen. Krieg! Dann hatte ich diesen Herzinfarkt, obwohl die Ärzte gesagt haben, es sei keiner.*«
Ich habe Diabetes und seit Wochen einen offenen Fuß

PFE: Herr Sch. möchte gerne verstehen, was mit ihm geschehen ist. Sein Diabetes ist gut eingestellt. Er hat ein diabetisches Fußulcus (DFU) Schmerzen von NRS 3, bei der Wundversorgung NRS 5. Mit der Wunde hat er gelernt zu leben.

VP: Wundmanagement, Diabetesmanagement, aufklärende Gespräche, Schmerzmanagement

Themenfeld 4 – Selbstversorgung

PB: »*Oben kann ich mich waschen, an meine Füße komme ich nicht, rasieren mache ich selbst. Zur Toilette möchte ich allein, kann bitte zum Waschen ein Mann kommen.*«

PFE: Herr Sch. steht morgens alleine auf, der Rollstuhl muss am Bett stehen. Er geht ins Badezimmer und allein zu Toilette, dann meldet er sich, Pflege von männlichen Kollegen, OK pflegt Herr Sch., Intimbereich und Unterkörper durch PP.

VP: Nach Möglichkeit pflegerische Versorgung durch männliche Kollegen, medizinische Fußpflege

Themenfeld 5 – Leben in sozialen Beziehungen

PB: »*Ich lebe allein, meine Frau ist vor ein paar Jahren gestorben. Unsere beiden Kinder wohnen weit weg, die Tochter in Berlin und der Sohn in Australien.*«

PFE: Herr Sch. lebte in den letzten Jahren alleine.

VP: Unterstützung bei der Kontaktaufnahme zu anderen Bewohnern. Beschäftigungsangebote nach Wunsch

Themenfeld 6 – Wohnen/Häuslichkeit

Die Tochter kommt in den nächsten Tagen und kümmert sich um alles.

Erste fachliche Einschätzung der für die Pflege und Betreuung relevanten Risiken und Phänomene (Matrix)

Die SIS® endet mit der Matrix, die hier außer Acht gelassen wurde. Überlegen Sie sich bitte trotzdem, welche pflegerelevanten Risiken Herr Sch. hat

Weitere Handlungen und Dokumentation

- Schmerzdokumentation
- Wunddokumentation
- Medizinische Fußpflege
- Sanitätshaus
- Termin: Psychiater/Neurologe

14.7 Maßnahmenplan für Herrn Willi Sch.

Grundbotschaft

Herr Sch. bestimmt selbst, was für ihn wichtig ist. Vor der Versorgung des DFU muss Analgetika verabreicht werden. Er möchte nur von männlichen PP gepflegt werden.

Tab. 27: Maßnahmenplan für Herrn Willi Sch.

Zeitfenster	
Bis 09:00	Sein Rollstuhl muss direkt am Bett stehen, er zieht die Bremse an und führt den Transfer in den Rollstuhl selbst durch. Er fährt mit dem Rollstuhl, mit Füßen laufen, ins Badezimmer. Den Toilettengang führt er ebenfalls allein durch, dann klingelt er, wenn er gepflegt werden möchte. Oberkörper und Nassrasur führt er durch, Intimbereich, Beine Füße durch männliches Personal.
	Seine Kleidung sucht er selbst aus, beim Unterkörper benötigt er Hilfe, ebenso beim Anziehen seiner Diabetesschuhe. Es dürfen keine Druckstellen auftreten
09:00–10:00	Frühstück – Herr Sch. läuft im Rollstuhl in die Wohnküche und sucht sein Frühstück aus.
	Medikamentengabe
10:00–12:00	Herr Sch. nimmt an Beschäftigungsangeboten teil.
12:00–13:00	Mittagessen – Herr Sch. läuft im Rollstuhl in die Wohnküche zum Mittagessen.
	Medikamentengabe
13:00–14:00	Herr Sch. möchte nach dem Mittagessen ruhen.
14:00–15:00	Analgetikagabe, dann Wundversorgung
15:00–16:00	Kaffeetrinken
16:00–18:00	Beschäftigungsangebote nach Wunsch, am Nachmittag lässt er sich gerne nach draußen schieben.

Zeitfenster	
18:00–19:00	Abendessen – Herr Sch. läuft im Rollstuhl in die Wohnküche und sucht sein Abendessen aus. Medikamentengabe
19:00–20:00	Herr Sch. pflegt sich im Badezimmer, Utensilien müssen bereitgestellt werden.
20:00–09:00	Nächtliche Versorgung nach Wunsch.

15 Intelligenzminderungen

Menschen mit Intelligenzminderungen verbringen ihr Leben meistens zu Hause bei den Eltern oder in Einrichtungen der Lebenshilfe oder vergleichbaren Institutionen. In der stationären Langzeitpflege leben heute erst wenige Bewohner mit Intelligenzminderungen, wie etwa einer Trisomie 21.

15.1 SIS®-Gespräch mit Frau Gudrun F.

Sie führen mit Frau F. und ihrer Betreuerin Frau F. dass SIS® Gespräch. Sie informieren sie über den Sinn und Zweck des Gespräches. Dass Sie nämlich nicht neugierig sind, sondern dass Sie gemeinsam besprechen und planen möchten, wie Frau F. gut in ihrer neuen Umgebung ankommen kann. Ebenfalls informieren Sie sie darüber, wie viel Zeit Ihnen für das Gespräch zur Verfügung steht.

Sie stellen die Ausgangsfrage, wie es Frau F. damit geht, in Ihrer Einrichtung zu sein und wie in der Vergangenheit ihr Alltag aussah.

Frau F. ist 60 Jahre alt und lebte bis vor kurzem bei ihrer Mutter, die vor vier Wochen gestorben ist. Die Betreuerin erzählt, während Frau F. anteilslos daneben sitzt. Bei direkter Ansprache schaut sie die Betreuerin nur ängstlich an. »Frau F. hat tagsüber in einer Einrichtung der Lebenshilfe in der Werkstatt gearbeitet. Dort arbeitete sie in der Küche«.

Frau F. hatte eine enge Bindung an ihre Mutter. Sie ist mit ihr aufgewachsen, der Vater verließ die Familie nach ihrer Geburt. Wichtig ist ihr Tagesablauf, sie benötigt ihre Routine. Die Betreuerin: »*Ich weiß, dass sie sich für ihre Termine einen Wecker stellt und von der Mutter einen schriftlichen Tagesplan hatte. Sie bekommt gerne vorgelesen, das hat ihre Mutter auch getan. Viel mehr weiß ich noch nicht, ich bin auch erst seit kurzem die Betreuerin. Falls Sie etwas brauchen, schicken Sie mir eine Mail.*«

 Übung

Ihre Expertise
- Wie sieht Ihre fachliche Einschätzung aus?
- Worauf verständigen Sie sich mit Frau F.?

15.2 Definition

Unter einer Intelligenzminderung versteht man eine stehengebliebene oder unvollständige Entwicklung der geistigen Fähigkeiten. Sie kann allein oder mit einer weiteren Störung auftreten.

Tab. 28: Einteilung der Intelligenzminderungen (vgl. Möller 2015)

Intelligenz-minderung	IQ	Mentales Alter bei Erwachsenen	Frühere Bezeichnung	Merkmale
Grenzbereich	70–85			Lernbehinderung
Leicht	50–69	9–12 Jahre	Debilität, Schwachsinn	Entwicklungstempo im Vergleich zur Bevölkerung verzögert
Mittelgradige	35–49	6–9 Jahren	Imbezillität	Sprachverständnis verlangsamt und begrenzt
Schwere	20–34	3–6 Jahren	Schwere Behinderung	Zusätzliche motorische Schwächen
Schwerste	< 20	< 3 Jahre	Idiotie	Keine Alltagsfertigkeiten

15.2.1 Häufigkeit und Verlauf

Die leichte Intelligenzminderung ist mit ca. 80 % am häufigsten vertreten, im Vergleich dazu ist lediglich 1 % von schwerster Intelligenzminderung betroffen.

15.3 Ätiologie – Pathogenese

Folgende Ursachen werden beschrieben:
- Chromosomendefekte
  - Down-Syndrom, Klinefelter-Syndrom
- Schäden vor, während oder nach der Geburt
  - durch z. B. Infektionen, z. B. Rötelninfektion der Mutter
  - durch Toxine, z. B. Medikamente, Alkoholabusus der Mutter
  - durch z. B. Sauerstoffmangel, Hirnentzündungen
- Erbliche Stoffwechselerkrankungen
  - Phenylketonurie, Ahornsirupkrankheiten

15.4 Symptome

Im Allgemeinen haben die Betroffenen Probleme starke Beeinträchtigungen der Anpassungsfähigkeit an neue oder geänderte Situationen.

Betreuerin: »*Wichtig ist ihr Tagesablauf, sie benötigt ihre Routine. Ich weiß, dass sie sich für ihre Termine einen Wecker stellt und von der Mutter einen schriftlichen Tagesplan hatte.*« (▶ Kap. 15.1)

Die Fähigkeit, Wichtiges von Unwichtigem zu unterscheiden, ist nicht vorhanden oder stark reduziert. Antrieb und Affekte sind gestört, oft ist ein ausgeprägter Bewegungsdrang zu beobachten. Es kann zu Kurzschlusshandlungen kommen, häufig mit selbstverletzendem Verhalten. Bei vielen Menschen sind zusätzlich psychische Störungen zu sehen, dazu kann auch die Pica-Störung gehören, das bedeutet, dass Gegenstände und/oder ungeeignete Substanzen gegessen werden.

Down-Syndrom (Trisomie 21)
- Brachyzephaler Schädel
- Schräge Lidspalten mit Epikantus
- Augenabstand
- Flache Nase
- Makroglossie, Vierfingerfurche
- Gliedmaßen kurz und plump
- Überstreckbare Gelenke

Klinefelter-Syndrom
- Enuchoide, feminine Züge
- Gynäkomastie
- Hodenhypoplasie
- Sklerosierung der Hoden
- Störung der Geschlechtsreife
- Hochwuchs

15.5 Pflege und Beschäftigung

Menschen mit Intelligenzminderungen haben eine Lebenserwartung wie alle anderen Menschen auch. Wenn sie älter werden, können sie genauso pflegebedürftig werden wie alle Menschen.

Die Betroffenen leben zumeist in Einrichtungen der Lebenshilfe oder ähnlichen Einrichtungen oder zu Hause. In den letzten Jahren gab es zunehmend eine Integration in die Gesellschaft (Inklusion), dennoch sind diese Menschen in den Einrichtungen der stationären Pflege nur selten anzutreffen. In den allermeisten Fällen begegnen ihnen die anderen Bewohner positiv und unterstützend. Aber es kann vereinzelt zu schwierigen Begegnungen kommen.

Wichtig für Menschen mit Intelligenzminderungen sind klare, gleichbleibende Strukturen, sonst verlieren sie ihren Halt.

Tipp
Integrieren Sie Menschen mit einer Intelligenzminderung in die Beschäftigungsgruppen. Die Praxis hat es gezeigt, dass sie meist sehr liebevoll von Mitbewohnern aufgenommen werden. Die Angebote sollten Ihren Möglichkeiten angepasst werden. Denken Sie daran, dass jeder Mensch Erfolgserlebnisse braucht.

15.6 SIS® für Frau Gudrun F.

Lesen Sie bitte vorher das Kapitel Strukturmodell (▶ Kap. 2.2) durch. Schauen Sie sich bitte nochmals das Ausgangsgespräch (▶ Kap. 15.1) an. Bevor Sie sich die beispielhafte SIS® und den Maßnahmenplan anschauen, füllen Sie erst selbst die SIS®[41] aus und erstellen einen exemplarischen Maßnahmenplan.

Info
Die im Folgenden ausgefüllten Themenfelder und der Maßnahmenplan dienen der Orientierung und nicht zur direkten Übernahme. Jeder Bewohner ist individuell und verdient seine individuelle Planung.

Im Folgenden finden Sie in den Themenfeldern die Dreiteilung PB (Pflegebedürftige), PFE (Pflegefachliche Einschätzung) und VP (Verständigung). Diese Abgrenzung dient dem Verständnis, Sie müssen dies nicht in diesen Grundstrukturen getrennt erfassen. Das Grundprinzip sollte jedoch aufrechterhalten bleiben: **Was sagt der Pflegebedürftige, was schätzen Sie fachlich ein und worauf verständigen Sie sich? Das sollte in den Themenfeldern stehen. Unter VP steht, was Sie mit der zu versorgenden Person vereinbart haben.**

---

[41] https://www.ein-step.de/schulungsunterlagen/schulungsunterlagen/

Es sei denn, Sie können mit dem Bewohner, Angehörigen/Betreuer kein Gespräch führen. Dann findet sich in der SIS® ausschließlich Ihre fachliche Einschätzung wieder.

Tab. 29: SIS® für Frau Gudrun F.

Was bewegt Sie im Augenblick? Was brauchen Sie? Was können wir für Sie tun?
Betreuerin: »*Viel weiß ich noch nicht, in bin auch erst seit kurzem die Betreuerin. Falls Sie etwas brauchen, schicken Sie mir eine Mail.*«
Themenfeld 1 – kognitive und kommunikative Fähigkeiten
Betreuerin erzählt, während Frau F. anteilslos daneben sitzt. Bei direkter Ansprache schaut sie nur ängstlich den Betreuer an. Sie bekam von ihrer Mutter einen schriftlichen Tagesplan. **PFE:** Frau F. braucht Zuspruch, um sich in der neuen Umgebung zurecht zu finden und eine klare, einfache Sprache. Sie braucht Sicherheit durch Routine. Tagesplan für Frau F. erstellen.
Themenfeld 2 – Mobilität und Beweglichkeit
PFE: Frau F. hat in der Bewegung keine Einschränkung.
Themenfeld 3 – krankheitsbezogene Anforderungen und Belastungen
PFE: Frau F. hat einen Herzklappenfehler, der sie nicht beeinträchtigt. Medikamentenmanagement
Themenfeld 4 – Selbstversorgung
Frau F. kann sich komplett in allen Bereichen des Lebens versorgen, sie benötigt teilweise motivierende Ansprache. Zum Aufstehen stellt sie sich einen Wecker. Wichtig ist das Einhalten ihrer Rituale.
Themenfeld 5 – Leben in sozialen Beziehungen
Betreuerin: »*Frau F. hat bis vor kurzem bei ihrer Mutter gelebt, die vor vier Wochen gestorben ist. Sie hatte eine enge Bindung zu ihrer Mutter. Sie ist ohne Vater aufgewachsen, er verließ die Familie nach ihrer Geburt. Wichtig ist ihr Tagesablauf, sie benötigt ihre Routine. In der Werkstatt hat sie in der Küche gearbeitet. Ihre Mutter hat Frau F. immer vorgelesen.*« **PFE:** Frau F. braucht Unterstützung bei der Kontaktaufnahme zu den anderen Bewohnern. Beschäftigungsangebote werden erst langsam angeboten.

Themenfeld 6 – Wohnen/Häuslichkeit
Der Umzug wird von der Betreuerin übernommen

Erste fachliche Einschätzung der für die Pflege und Betreuung relevanten Risiken und Phänomene (Matrix)
Die SIS® endet mit der Matrix, die hier außer Acht gelassen wurde. Überlegen Sie sich bitte trotzdem, welche pflegerelevanten Risiken Frau F. hat

15.7 Maßnahmenplan für Frau Gudrun F.

Grundbotschaft
Frau F. hat mit ihrer Mutter zusammengelebt und in einer Werkstatt gearbeitet. Sie braucht klare und sichere Strukturen sowie Unterstützung bei der Eingewöhnung und Kontaktaufnahme. Sie stellt sich für die Termine einen Wecker und achtet sehr auf genaue Zeiten und auf ihren schriftlichen Tagesplan. Dieser muss wöchentlich ausgedruckt werden.

Tab. 30: Maßnahmenplan für Frau Gudrun F.

Zeitfenster	
08:00–09:00	Frau F. stellt sich einen Wecker und steht allein auf. Sie wird gefragt, ob sie Hilfe benötigt und bekommt Sicherheit vermittelt, indem sie ihre Routine einhalten kann. Im Gespräch ist sie zurückhaltend und ängstlich.
	Sie versorgt sich selbst.
	Für ihre Umsetzung und Selbstständigkeit wird sie gelobt.
09:00–10:00	Frühstück – Frau F. entscheidet, was sie essen möchte.
	Medikamentengabe

Zeitfenster	
10:00–12:00	Beschäftigungsangebote, Frau F. hilft gerne in der Küche und freut sich über Lob. Sie braucht Unterstützung bei der Kontaktaufnahme zu Mitbewohnern. Sie mag es, wenn sie etwas vorgelesen bekommt.
12:00–13:00	Mittagessen – Frau F. entscheidet, was sie essen möchte.
13:00–14:30	Frau F. zieht sich in ihr Zimmer zurück und schaut Fernsehen, hört Musik oder Hörbücher.
14:30–15:30	Kaffeetrinken Frau F. freut sich, wenn sie die Tische auf- und abdecken kann.
15:30–18:00	Beschäftigungsangebote, Spaziergänge. Sie braucht Unterstützung bei der Kontaktaufnahme zu Mitbewohnern. Sie mag es, wenn sie etwas vorgelesen bekommt.
18:00–19:00	Abendessen – Frau F. entscheidet, was sie essen möchte. Medikamentengabe
19:00–22:00	Frau F. versorgt sich selbst für die Nacht und schaut noch Fernsehen.
22:00–08:00	Kontrollgänge in der Nacht.

16 Demenz

Menschen mit einer demenziellen Erkrankung verlieren alles, ihr gesamtes »Person-sein«. Sie verlieren so viele Fähigkeiten, dass Ihnen eine selbstständige Lebensführung nicht mehr möglich ist. Die Vergangenheit wird zur Gegenwart für die mögliche Zukunft.

Das Wort Demenz stammt aus den lateinischen und beutet »De« = weg und »Mens« = Geist und soll den Verlust der kognitiven Fähigkeit zum Ausdruck bringen.

Erlauben Sie mir an dieser Stelle die Metapher eines Wollknäuels. Wenn ein Wollknäuel aufgerollt wird, haben wir zu Beginn nur etwas »geknüllte« Wolle und müssen erst die Möglichkeit dafür schaffen, dass etwas Rundes entsteht. Erst beim sorgsamen Aufwickeln wird das Wollknäuel größer und schön rund.

Wenn ein Mensch geboren wird und wir das Leben mal als »Wollknäuel« betrachten, so wird dieses Wollknäuel von Tag zu Tag größer. An jedem Tag lernt der Mensch, macht Erfahrungen und vieles mehr. Mal ist der Faden des Lebens bunt, mal dick, mal dünn, mal schwarz, mal weiß und vielleicht auch mal sehr dünn, manchmal haben Menschen Angst, der Faden könnte reißen. So wächst das »Wollknäuel« des Lebens und wird größer und größer, je älter ein Mensch ist. Dann kommt das Krankheitsbild der Demenz, fasst an den hinteren Faden und rollt das Wollknäuel wieder ab, je nach demenzieller Form schneller oder langsamer – das »Wollknäuel« wird kleiner und kleiner. So kann der Betroffene zwar nicht mehr wissen, was oben lag, jedoch das in der Tiefe Liegende wirkt und zeigt sich in der jetzigen Zeit. Aus der Vergangenheit wird für den Betroffenen die Gegenwart, mit all ihren Geschichten, Erfahrungen und Gefühlen gedeutet, eine mögliche Zukunft ist nicht mehr fühl- oder erlebbar.

Das bedeutet, die kognitiven Fähigkeiten verändern sich. Das Erfassen von Komplexität, die Herstellung von Verknüpfungen und die Steuerung der Emotionen sind nicht mehr so möglich, wie es gewohnt war. Was bleibt, sind Gefühle die sich zeigen: in der Mimik, im Ausdruck der Stimme sowie in der Körpersprache, oft direkt und unmittelbar.

16.1 SIS®-Gespräch mit Herrn Walter L.

Sie führen mit Herrn L. und seiner Frau, dass SIS®-Gespräch. Sie informieren beide über den Sinn und Zweck des Gespräches. Dass Sie nämlich nicht neugierig sind, sondern dass Sie gemeinsam besprechen und planen möchten, wie Herr L. gut in seiner neuen Umgebung ankommen kann. Ebenfalls informieren Sie beide darüber, wie viel Zeit Ihnen für das Gespräch zur Verfügung steht.

Sie stellen die Ausgangsfrage, wie es Herrn L. damit geht, in Ihrer Einrichtung zu sein und wie in der Vergangenheit sein Alltag aussah.

Frau L. berichtet, dass sie ihren Mann zu Hause nicht mehr allein lassen konnte. *»Er verließ die Wohnung und rannte ziellos auf der Straße herum. Er wurde bereits mehrmals von der Polizei nach Hause gebracht. Mein Mann ist gut zu Fuß, mir wäre es lieber, er könnte nicht mehr so gut laufen. Ich komme kaum hinterher. Er kann sich an vieles nicht mehr erinnern, es so traurig. Wir haben uns unser Alter anders vorgestellt.*

Er war Briefträger und musste bereits frühzeitig pensioniert werden. Er hat oft die Post verwechselt. Auch zu Hause schaffte er nicht mehr viel und vernachlässigte auch seine Hobbys. Er liebte es, mit Holz zu arbeiten und zu wandern. Wir fuhren immer nach Filzmoos, ins Salzburger Land. Er hatte auch immer viele Bekannte, schon wegen seines Berufes kannte er das ganze Dorf. Jetzt spricht er kaum noch. In der letzten Zeit muss ich ihm alles sagen, was er machen soll.

Sonst würde er sich nicht waschen oder anziehen. Er isst nur, wenn er aufgefordert wird, bzw. muss er die Gabel in die Hand bekommen. Dann geht es einigermaßen. Er ist inkontinent. Er isst alles gerne. In der letzten Zeit isst er am liebsten nur noch Süßes.«

 Übung

Ihre Expertise
- Wie sieht Ihre fachliche Einschätzung aus?
- Worauf verständigen Sie sich mit Herrn L.?

16.2 SIS®-Gespräch mit Frau Renate V.

Sie können mit Frau V. kein Gespräch führen. Sie kommt mit Liegendtransport direkt aus dem Krankenhaus zu Ihnen, ohne Begleitung. Ihre einzige Tochter lebt in London und hat alles von dort aus geregelt. Sie kann erst in sechs Wochen zu Ihnen kommen.

Frau V. ist 96 Jahre alt, sie kann nur noch liegen, ihre Augen sind die meiste Zeit geschlossen. Bei Geräuschen und/oder Berührungen reagiert sie schreckhaft und ihre Mimik spannt sich an. Frau V. hat keine Prothese, sie ist harn- und stuhlinkontinent.

An der rechten Ferse hat sie einen Dekubitus Kategorie 3. Sie hat eine PEG, ein Mitarbeiter der Firma XY kommt noch am Nachmittag vorbei. Der Medikamentenplan und Verbandmaterial sind vorhanden.

 Übung

Ihre Expertise
- Wie sieht Ihre fachliche Einschätzung aus?
- Worauf verständigen Sie sich mit Frau V.?

16.3 Definition

Demenz ist ein Oberbegriff für höchst unterschiedliche Formen. *»Bei der Demenz handelt es sich nicht um eine einzelne ursächliche Erkrankung, sondern um ein klinisches Syndrom (Symptomkomplex), das bei zahlreichen Erkrankungen, die das Gehirn primär oder sekundär schädigen, auftreten kann.«*[42]

> **Definition** — **Demenz**
>
> *»Demenz ist eine erworbene globale (umfassende) Beeinträchtigung der höheren Hirnfunktion, einschließlich Gedächtnis, der Fähigkeit Alltagsprobleme zu lösen, sensomotorischer und sozialer Fertigkeiten der Sprache und Kommunikation, sowie der Kontrolle emotionaler Reaktionen, ohne Bewusstseinsstörungen. Meist ist der Verlauf progredient (fortschreitend) und nicht notwendigerweise irreversibel«.**
>
> * Definition der WHO

Das Kapitel »Organische, einschließlich symptomatischer psychischer Störungen« heißt in der ICD-11 »Neurokognitive Störungen«. Dazu zählen zukünftig die beiden Bereiche »Demenz bei Gebrauch psychoaktiver Substanzen einschließlich Medikamenten« und »Verhaltensstörungen oder psychologische Symptome bei Demenzen«.

16.3.1 Häufigkeit und Verlauf

Je älter ein Mensch ist, umso größer ist die Gefahr, an einer Demenz zu erkranken. Zurzeit leben in Deutschland ca. 1,7 Millionen Menschen mit Demenz, v. a. mit einer Alzheimerdemenz. Insgesamt sind rund 9 % der Über-65-Jährigen in Deutschland betroffen.

---

[42] Hametner I (2018): 100 Fragen zum Umgang mit Menschen mit Demenz. Schlütersche, Hannover, S. 15

16.4 Ätiologie und Pathogenese

Je nach Form werden verschiedene Ursachen diskutiert. »Zu den primären Schädigungen des Gehirns gehören die neurodegenerativen und vaskulären Ursachen, die Nervenzellen zerstören und damit zum Funktionsverlust in unterschiedlichen Hirnregionen führen. Wir kennen die Bezeichnungen Alzheimer-Demenz, vaskuläre Demenz, gemischte Demenz und Lewy-Körperchen-Demenz.«[43] Bedenken Sie das multifaktorielle Geschehen. Die Alzheimer-Demenz ist bei 65 % der Betroffenen vertreten, die vaskuläre Form bei ca. 25 % und weitere Betroffene haben Mischformen.

Tab. 31: Ursachen einer Demenz

Alzheimer Form	Vaskuläre Demenz
Alter	Kardiovaskuläre Erkrankungen
Genetische Disposition	Diabetes mellitus
Körperverletzung in der Vorgeschichte	Hyperlipidämie
Entzündungen	Adipositas
Hohe Alkoholkonsum	Bewegungsmangel
Intoxikationen	Rauchen
Vitaminmangel	
Neurotransmitterdefizite (Acetylcholin)	
Schädel-Hirn-Traumen	

---

[43] Ebd.

16.5 Formen der Demenz

Demenz ist ein Oberbegriff für die unterschiedlichen Formen wie Alzheimer, vaskuläre Demenz, Lewy-Körper-Demenz oder frontotemporale Demenz. *»Zu den degenerativen Demenzformen gehören die Alzheimer-Demenz, die Lewy-Body-Demenz, die frontotemporale Demenz, die vaskulären Demenzen, das Demenzsyndrom bei Normaldruckhydrozephalus und die alkoholassoziierten Demenzen. Die degenerativen Demenzen machen über 90 % der Demenzen aus...«*[44]

16.5.1 Die Alzheimer-Demenz

Die Erkrankung ist nach ihren Erstbeschreiber Alois Alzheimer (1864–1915) benannt. Diese Form der Demenz ist eine degenerative Erkrankung des Gehirns. Es kommt zur **Hirnatrophie** (bis zu 500 g gehen verloren), **amyloide Plaques** (Eiweißablagerungen) und **pathologischen Veränderungen der Fibrillen**. Alois Alzheimer veröffentlichte 1906 seine Beobachtungen einer Patientin in seinem Bericht »Über eine eigenartige Erkrankung der Hirnrinde«. Diese Form der Demenz beginnt langsam und nimmt einen schleichenden progredienten Verlauf.

16.5.2 Die vaskuläre Demenz

Bei dieser Form stehen gefäßbedingte Hirnläsionen im Vordergrund. Der Verlauf kann, im Gegensatz zum progredienten Verlauf bei der Alzheimer Form, schubweise erfolgen.

---

[44] Ebd., S. 21

16.5.3 Die Lewy-Körper-Demenz

Bei der Lewy-Körper-Demenz weisen Erkrankte »Fluktuationen (Schwankungen) in der kognitiven Leistungsfähigkeit und immer wieder auftretende Bewusstseinsstörungen«[45] auf. »*Etwa zwei Drittel der Personen, die eine Lewy-Body-Demenz entwickeln, berichten über visuelle Halluzinationen meist szenischen Charakters, d. h. sie sehen Dinge oder sogar Szenen, die es offensichtlich nicht gibt.*«[46] (Trugwahrnehmungen) Ein Teil der Betroffenen weist zunächst Symptome wie bei einer Parkinson-Erkrankung auf: Zittern, Bewegungsarmut, Muskelsteifheit etc.

16.5.4 Die frontotemporale Demenz

Die frontotemporale Form wird auch als Pick-Krankheit bezeichnet. Durch die Atrophie vorwiegend im Frontal-/Temporallappen kommt es zu frühzeitigen Veränderungen der Persönlichkeit. Das Gedächtnis und das räumliche Denken sind weniger betroffen. Die Erkrankten haben Schwierigkeiten, Gehörtes zu verstehen, können teilnahmslos wirken, aber auch herausfordernd und maßlos beim Essen und Trinken.

16.6 Symptome

Je nach Form und Stadium der demenziellen Erkrankung sind die Symptome in Intensität und Auftreten verschieden. Im Vordergrund stehen Orientierungsstörungen in der Zeit, zum Ort, zur Situation und später zur Person. Die zeitliche Abfolge des Auftretens ist in der Regel auch so zu finden. Als Merkregel kennen Sie bestimmt die Abkürzung **ZOSP**: **z**eitlich desorientiert, **ö**rtlich desorientiert, **s**ituativ desorientiert, zur **P**erson desorientiert.

---

[45] Ebd., S. 18
[46] Ebd.

Es kommt zu kognitiven Beeinträchtigungen:
- Gedächtnisstörungen
- Agnosie
- Aphasie
- Apraxie
- Gereiztheit
- Echolalie
- Echopraxie
- Akalkulie
- Alexie

Ebenfalls kommt es zu Veränderungen der Stimmung, in Richtung depressive Verstimmungen sowie des Antriebs.

Ist eine depressive Verstimmung Teil der demenziellen Erkrankung oder Folge der Diagnose?
»Gerade zu Beginn der Demenzerkrankung, wenn die kognitiven Defizite der betroffenen Person auffallen und die ›Fehler‹, die gemacht werden, nicht mehr ›überspielt‹ werden können, kommt der erkrankte Mensch häufig in eine Lebenskrise, die mit einer depressiven Grundstimmung verbunden ist. Es kann sich aber auch zusätzlich das Krankheitsbild einer Depression entwickeln.«

Für eine zusätzliche Depression bei einer Demenz sprechen folgende Symptome:
- *Interessenverlust,*
- *Schlaflosigkeit,*
- *Schuldgefühle,*
- *Suizidalität,*
- *psychomotorische Hemmung oder auch*
- *Agitation – erkrankten Menschen fällt es schwer, sich zu bewegen, oder sie sind extrem unruhig.**

* Hametner I (2020): Demenz, Delir, Depression. Schlütersche, Hannover, S. 41

Gemäß Möller werden Demenzsyndrome in leichte, mittlere und schwere Stadien (▶ Tab. 32) eingeteilt.

Tab. 32: Stadienverlauf einer Demenz

Symptome	Stadium I (leicht)	Stadium II (mittel)	Stadium III (schwer)
Gedächtnis	Einschränkungen im Kurzzeitgedächtnis und bei der Informationsaufnahme	Deutliche Einschränkungen im Kurzzeit- und Langzeitgedächtnis	Schwere Gedächtnisstörungen
Orientierung	Orientierungsstörungen in fremder Umgebung	Desorientierung auch in vertrauter Umgebung, Nichterkennen von Personen	Schwerste Orientierungsstörungen
Sprache	Wortfindungsstörungen, reduzierter aktiver Wortschatz	Wortfindungsstörungen, Wortverwechslungen, Sprachverständnis und Sprachausdruck gestört	Echolalie, Palilalie, Mutismus
Andere kognitive Funktionen	Verminderung des Urteilsvermögens	Akakulie, schwere Störung des Urteilsvermögens	Schwerste Störungen aller kognitiven Funktionen
Nicht-kognitive Symptome	Gleichgültigkeit, Depressivität	Anspannung, inhaltliche Denkstörungen	Totaler Verlust der Fähigkeit zur persönlichen Pflege
Motorik	Normal	Unruhe, Umherwandern	Verminderte Mobilität, Stürze, Gliederstarre, Schluckstörungen, Krampfanfälle, Bettlägerigkeit

> **Wichtig**
>
> Es kommt nicht zu Bewusstseinsstörungen!

16.7 Pflege und Beschäftigung

In dem Song »Fragezeichen« von Purple Schulz kommt der Satz vor »*… und draußen spielt die Welt verrückt und mich hält man für dumm.*« Das drückt sehr gut aus, dass erkrankte Menschen ihre eigene Welt erleben, die von anderen einfach missverstanden wird. Die Welt des Betroffenen zu verstehen, bedeutet, mit seinen Sinnen die Welt zu verstehen. Es gibt dafür eine Reihe von verlässlichen Verfahren, die Sie anwenden können: Validation nach Naomi Feil, integrative Validation nach Nicole Richard, Mäeutik nach Cora van der Kooij oder das Verstehen durch die Mimikresonanz® für Menschen mit Demenz.[47]

Im Vordergrund der Begegnung steht immer eine wertschätzende, verstehende Begegnung und Haltung.

Können Sie sich daran erinnern, was vor ihrem dritten Lebensjahr stattgefunden hat? Die wenigsten Menschen können das, aber überlegen Sie kurz, was Sie alles in dieser Zeit gelernt haben: Laufen, Sprechen, Toilettenbenutzung, mit Löffel essen usw. Das alles können Sie noch, obwohl Sie sich nicht daran erinnern, es je gelernt zu haben. Das bedeutet also: Auch wenn ich mich an etwas nicht mehr erinnere, heißt das noch lange nicht, dass es nicht mehr da ist!

Wir erwerben von der Geburt an Fähigkeiten, am Ende des Lebens verlieren Menschen mit Demenz diese Fähigkeiten. Die sozialen Kompetenzen etwa, die vorwiegend im Frontallappen verankert sind, gehen bei einer demenziellen Erkrankung durch Abbauprozesse verloren. So kann es sein, dass der erkrankte Mensch etwas sagt, was mit einer sozialen Kompetenz nicht passieren würde.

---

[47] Vgl. Stöcker 2021b

Stellen Sie sich vor, Sie sitzen mit Ihrer Freundin in einer Eisdiele und sehen am anderen Ende einen Gast, der ziemlich hemmungslos sein Eis schleckt. Sie würden dies Ihrer Freundin zuflüstern und ihr einen Hinweis geben, wann sie unauffällig gucken kann. Ein Mensch mit einer demenziellen Erkrankung würde ggf. laut durch den ganzen Raum rufen: »He, du frisst wie ein Schwein!« Das ist nicht böse gemeint, sondern gedacht – gesagt!

Im limbischen System des Gehirns gibt es Hunderte von Verknüpfungen. Wenn Sie durch die Stadt gehen, nehmen Sie Gerüche wahr, die in Ihnen emotional bewertet werden (positiv oder negativ). Bei einem bestimmten Geruch haben Sie sofort die Erinnerung an einen bestimmten Menschen. Ihr Großhirn kann Ihnen diese Information zur Verfügung stellen. Das geht nicht mehr, wenn die Nervenzellen fortwährend abgebaut werden. Doch die Verknüpfungen gehen nicht verloren.

Beispiel ▸ **Tätowierungen lösen Abwehr aus**

Eine 85-jährige demenziell erkrankte Frau soll morgens gepflegt werden. Vor ihr steht ein junger Mann in weißer Hose und blauem Poloshirt, die Unterarme sind tätowiert. Die Dame reagiert mit Abwehr, sie möchte nicht versorgt werden.
Bedenken Sie doch, was Tätowierungen vor über 50 Jahren bedeuteten: Seefahrt oder Gefängnis ... Die Dame hat diese Verknüpfung einst gebildet und versteht gerade nicht, was passiert.

16.7.1 Der Mini-Mental-Status-Test (MMST)

Der MMST ist ein strukturiertes Interview und besteht aus mehreren Fragen zu den Bereichen
- Orientierung,
- Rechnen,
- Abzeichnen von Figuren
- Gedächtnis

- abstraktes Denken
- Urteilsvermögen und
- Aufgaben zu Aphasie, Apraxie, Agnosie.

Ein Test sollte valide sein. Damit er also das misst, was er messen soll – auch unabhängig von der ausführenden Person – muss ein Test unter gleichen Bedingungen stattfinden.

Stellen Sie sich bitte einmal folgendes vor: Sie spüren, dass sich die Welt verändert und sie merken, dass Sie einige Dinge des Lebens nicht mehr bewältigen können. Sie möchten sich davor schützen, vermeiden Kontakte und Situationen. Jetzt kommt ein Fremder und stellt Ihnen Fragen, die Sie zum einen dumm finden, zum anderen schwierig. Wie fühlen Sie sich? Wahrscheinlich fiele es Ihnen schwer, zu dem Fragenden eine angenehme, positive Beziehung aufzubauen.

Unglücklicherweise wird der MMST auch in Einrichtungen von Pflegekräften eingesetzt. Aber der MMST ist ein diagnostisches Instrument und gehört in die Hände von Diagnostikern. Der Arzt bleibt nicht im Kontakt mit dem Probanden, sodass es einerlei ist, ob der MMST das Vertrauen zum Arzt zerstört, weil sich der Proband bloßgestellt fühlt. Für Sie als Pflegende ist dieses Vertrauen mehr als wichtig! Sie möchten zu Ihrem Bewohner eine tragfähige Beziehung herstellen und ihn nicht »bloßstellen«.

Tipp
Vermeiden Sie die Ausführung des Tests. Was bringt für Sie und/ oder für den Bewohner der Eintrag einer Punktzahl. Welche Konsequenz, welche Handlung erfolgt daraus?

16.7.2 Mimikresonanz® für Menschen mit Demenz

Jede Emotion zeigt sich durch typische Veränderungen im Gesicht. Hat ein Mensch mit Demenz Angst, ist ihm alle Sicherheit verloren gegangen. Vielleicht erlebt er die Umgebung als fremd oder befürchtet, allein gelassen zu werden. Wird diese Angst nicht erkannt oder fehlinterpretiert, kann es sein, dass der Betroffene versucht, die Situation zu vermeiden.

Angst zeigt sich im Gesicht durch das Hochheben und Zusammenziehen der Augenbrauen. Das obere Augenlid ist hochgezogen und das untere angespannt. Die Lippen sind nach außen gespannt.

Angst und Überraschung werden häufig verwechselt. Die Augenbrauen sind auch bei Überraschung hochgezogen, jedoch nicht zusammengezogen. Sie bleiben in der Form. Der Mund ist entspannt geöffnet. Überraschung ist die einzige Emotion, die wirklich nur für einen Bruchteil einer Sekunde echt ist, denn dann wird erkannt, was vorher unbekannt war. Überraschung ist also eine »Weiche«; die Emotion, die nach dem Erkennen sichtbar wird, ist entscheidend.

»Negative«, unangenehme Emotionen entstehen oft, wenn Grundbedürfnisse nicht befriedigt werden, etwa das Bedürfnis nach ausreichend Schlaf, Nahrungsaufnahme oder sozialer Anerkennung. Die Art und Weise, wie ein Mensch seine Bedürfnisse mitteilt, ist ganz unterschiedlich. Ob er verärgert etwas einfordert, andere gar angreift, sich leidend oder resignativ äußert, ist geprägt von den erlernten Lebensmustern und individuellen Erfahrungen.

Ekel und Schmerz werden im Gehirn im gleichen Zentrum verarbeitet und können sich im Gesicht ähnlich zeigen. So kann es in der pflegerischen Begegnung leicht zu Verwechslungen kommen: Der Pflegebedürftige bekommt sein Essen, er kräuselt die Nase und zieht die Oberlippe hoch. Dies sind die Zeichen für Ekel, es kann sich aber auch um den Ausdruck von Schmerz handeln. Im Zusammenhang mit dem Essenanreichen kann diese Beobachtung daher schnell als Ekel fehlinterpretiert werden.

Der oben bereits erwähnte Ausdruck von »negativen« Emotionen versucht, sprachlich zu sortieren. Jedoch hat jede Emotion in der entsprechenden Situation bzw. im Erleben des Betroffenen ihre Berechtigung, sonst würde sie nicht entstehen. Auch Trauer hat diese Berechtigung und braucht eine entsprechende Wertschätzung: Die Augenbrauen-Innenseiten sind nach oben gezogen, die Mundwinkel nach unten gezogen und der Kinnbuckel ist angehoben.

Erkennen Sie die Emotionen Ihrer Bewohner. Sie können dadurch sehr empathisch die Weichen für eine tragfähige Beziehung stellen.

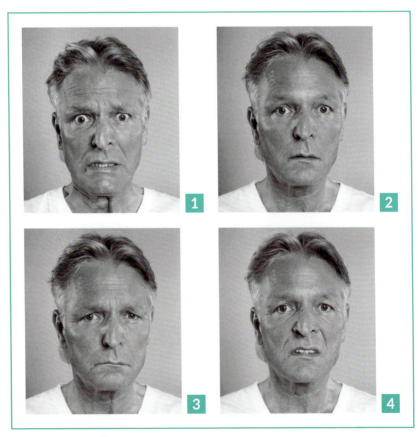

Abb. 4: Angst (1), Überraschung (2), Trauer (3), Ekel (4)

16.8 Maßnahmenplan für Frau Renate V.

Grundbotschaft

Frau V. ist überwiegend unselbstständig in allen Bereichen des täglichen Lebens. Sie ist sehr schreckhaft. Wichtig, dass sie auf alle Verrichtungen durch Ansprache vorbereitet. Auf Mimik achten, sie wird bei Unwohlsein angespannter.

Tab. 36: Maßnahmenplan für Frau Renate V.

Zeitfenster	
07:00–08:00	Frau V. wird sanft mit einer initialen Berührung geweckt. Alle Tätigkeiten müssen vorher angekündigt werden. Dazu gehört das Bewegen der Gardinen, Stühle rücken ebenso wie Verrichtungen mit und an Frau V.
	Die körpernahe Versorgung findet im Bett gemäß Standard »Ganzkörperpflege liegend« statt, abweichend findet die Pflege in Haarwuchsrichtung statt. Inkontinenzversorgung wg. Stuhl- und Harninkontinenz. Frau V. hat keine Prothesen. Alle Gelenke werden bzgl. der Kontrakturenprophylaxe bewegt. Anschließend wird Frau V. positioniert und die rechte Ferse frei gelegt.
	Prophylaxen: Soor- und Parotitis, Pneumonie, Thrombose, Kontrakturen
	Anschließend Versorgung per Anordnung über PEG
08:00–08:30	Medikamentengabe über PEG
08:30–10:30	Frau V. wird in den Liegendsessel mobilisiert, Ferse frei lagern. Achtung: Auf Anspannung der Mimik achten und Vitalwertekontrolle durchführen. Sinkt der Blutdruck, wird Frau V. wieder ins Bett gelegt. Sie wird mit dem Sessel in die Wohnküche gebracht.
10:30	Frau V. wird ins Bett gelegt, positioniert, rechte Ferse frei lagern,
	Inkontinenzversorgung
10:30–11:30	Einzelangebot: Vorlesen, Basale Stimulation®, taktile Reize anbieten
11:30–12:30	Wundversorgung rechte Ferse – frei lagern, positionieren
	Anschließend Versorgung über PEG

Zeitfenster	
12:30–13:00	Medikamentengabe per PEG
13:30	Positionierung, rechte Ferse frei lagern, Inkontinenzversorgung
14:30	Positionierung, rechte Ferse frei lagern
15:30	Positionierung, rechte Ferse frei lagern
16:00–17:00	Einzelangebot: Vorlesen, basale Stimulation, taktile Reize anbieten
17:00–18:00	Positionierung, rechte Ferse frei lagern Versorgung über PEG Medikamentengabe per PEG
18:00–19:00	Körpernahe Versorgung im Bett, gemäß Standard »Teilkörperversorgung im Bett«, abweichend findet die Pflege in Haarwuchsrichtung statt. Inkontinenzversorgung Prophylaxen: Soor- und Parotitis, Pneumonie, Thrombose, Kontrakturen
20:00–07:00	Bei jedem Kontrollgang, Positionierung, rechte Ferse frei lagern, bei Bedarf Inkontinenzversorgung

16.9 SIS® für Herrn Walter L.

Lesen Sie bitte vorher das Kapitel Strukturmodell (▶ Kap. 2.2) durch. Schauen Sie sich bitte nochmals das Ausgangsgespräch (▶ Kap. 16.1) an. Bevor Sie sich die beispielhafte SIS® und den Maßnahmenplan anschauen, füllen Sie erst selbst die SIS®48 aus und erstellen einen exemplarischen Maßnahmenplan.

Info

Die im Folgenden ausgefüllten Themenfelder und der Maßnahmenplan dienen der Orientierung und nicht zur direkten Übernahme. Jeder Bewohner ist individuell und verdient seine individuelle Planung.

---

48 https://www.ein-step.de/schulungsunterlagen/schulungsunterlagen/

SIS® für Herrn Walter L.

Im Folgenden finden Sie in den Themenfeldern die Dreiteilung PB (Pflegebedürftige), PFE (Pflegefachliche Einschätzung) und VP (Verständigung). Diese Abgrenzung dient dem Verständnis, Sie müssen dies nicht in diesen Grundstrukturen getrennt erfassen. Das Grundprinzip sollte jedoch aufrechterhalten bleiben: **Was sagt der Pflegebedürftige, was schätzen Sie fachlich ein und worauf verständigen Sie sich?** Das sollte in den Themenfeldern stehen. Unter VP steht, was Sie mit der zu versorgenden Person vereinbart haben.

Es sei denn, Sie können mit dem Bewohner, Angehörigen/Betreuer kein Gespräch führen. Dann findet sich in der SIS® ausschließlich Ihre fachliche Einschätzung wieder.

Tab. 33: SIS® für Herrn Walter L.

Was bewegt Sie im Augenblick? Was brauchen Sie? Was können wir für Sie tun?
Ehefrau: »Mein Mann war Briefträger und musste bereits frühzeitig pensioniert werden. Er hat oft die Post verwechselt. Auch zu Hause schaffte er nicht mehr viel und vernachlässigte auch seine Hobbies. Jetzt spricht er kaum noch.«
Themenfeld 1 – kognitive und kommunikative Fähigkeiten
Ehefrau: »Ich kann meinen Mann zu Hause nicht mehr allein lassen. Er verließ die Wohnung und rannte ziellos auf der Straße herum. Er wurde bereits mehrmals von der Polizei nach Hause gebracht. Mein Mann spricht kaum noch. Er kann sich an vieles nicht mehr erinnern, es ist so traurig. Wir haben uns unser Alter anders vorgestellt.«   **PFE:** Im Gespräch steht Herr L. immer wieder auf und geht zur Tür, seine Frau führt ihn wieder zurück. Herr L. braucht kurze Sätze und eine direkte Ansprache. Er reagiert auf Ansprache mit Blickkontakt und nickt und lächelt.
Themenfeld 2 – Mobilität und Beweglichkeit
Ehefrau: »Mein Mann ist gut zu Fuß, mir wäre lieb, er könnte nicht mehr so gut laufen. Ich komme kaum hinterher.«   **PFE:** Herr L. ist in seiner Mobilität nicht beeinträchtigt.
Themenfeld 3 – krankheitsbezogene Anforderungen und Belastungen
Ehefrau: »Ich muss ihm seine Medikamente immer in die rechte Hand legen und in die linke das Glas Wasser, sonst klappt es nicht. Ansonsten ist er fit, wenn die Demenz nicht wäre, würde er über 100.«   **PFE:** Medikamentenmanagement mit Einhaltung des bekannten Rituals.

Themenfeld 4 – Selbstversorgung

Ehefrau: »*In der letzten Zeit muss ich ihm alles sagen was er machen soll. Sonst würde er sich nicht waschen oder anziehen. Er isst nur, wenn er aufgefordert wird, bzw. muss er die Gabel in die Hand bekommen. Dann geht es einigermaßen. Er isst alles gerne. In der letzten isst er am liebsten nur noch Süßes.*«

PFE: Herr L. braucht allumfassende Versorgung und Anleitung in allen Bereichen. Versorgung am Waschbecken, einmal in der Woche duschen. Er rasiert sich trocken.

Er ist harninkontinent (abhängig kompensierte Inkontinenz).

Themenfeld 5 – Leben in sozialen Beziehungen

Ehefrau: »*Er liebte es, mit Holz zu arbeiten und zu wandern. Wir fuhren immer nach Filzmoos, ins Salzburger Land. Er hatte auch immer viele Bekannte, schon wegen seines Berufes kannte er das ganze Dorf.*«

PFE: Beschäftigungsangebote mit Holz, Wandern, Themen: Österreich, Berufsleben

Themenfeld 6 – Wohnen/Häuslichkeit

Die Ehefrau kümmert sich um den Umzug, bittet jedoch darum, dass die mitgebrachten Bilder auf gehangen werden.

Erste fachliche Einschätzung der für die Pflege und Betreuung relevanten Risiken und Phänomene (Matrix)

Die SIS® endet mit der Matrix, die hier außer Acht gelassen wurde. Überlegen Sie sich bitte trotzdem, welche pflegerelevanten Risiken Herr L. hat.

Weitere Handlungen und Dokumentation
- Termin Psychiater/Neurologe

16.10 Maßnahmenplan für Herrn Walter L.

Grundbotschaft

Herr L. ist zu Fuß sehr gut unterwegs. Er muss in allen Bereichen des täglichen Lebens kleinschrittig unterstützt werden.

Tab. 34: Maßnahmenplan für Herrn Walter L.

Zeitfenster	
08:00–09:00	Herr L. wird am Waschbecken versorgt. Er braucht kleinschrittige Anweisungen, was zu tun, je nach Tagesform müssen einzelne Schritte übernommen werden. Erster Toilettengang, dazu braucht er etwas Zeit. Ans Waschbecken setzen, erst Mundpflege, dann restliche Versorgung. Kleidung muss ausgewählt werden.
09:00–10:00	Frühstück – Frühstück muss vorbereitet werden, Herr L. isst alles gerne, bevorzugt Süßes. Das Brot bekommt er in die Hand gereicht, er isst dann allein weiter. Der Kaffeebecher muss ebenfalls in die Hand gegeben, er trinkt den Kaffee gesüßt. Medikamentengabe Toilettengang
10:00–12:00	Herr L. geht im Flur des Wohnbereiches spazieren, dazu nimmt er gerne eine Umhängetasche mit, die er durchsucht. Sein Gesichtsausdruck ist dabei interessiert. Wenn er mit den Worten bestätigt, wird: »Sie sind sehr fleißig Herr L.« lächelt er. Als Beschäftigungsangebot nimmt er gern an Gruppen teil, im Kontakt mit anderen Menschen wirkt er entspannt. Seine Themen: Holzarbeiten, Wandern (Filzmoos, Salzburger Land). Die von der Ehefrau mitgebachten Alben schaut er gerne in der Einzelbetreuung an.
12:00–13:00	Toilettengang Mittagessen – Mittagessen muss vorbereitet werden, Herr L. isst alles gerne, bevorzugt Süßes. Das Besteck bekommt er in die Hand gereicht, er isst dann allein weiter. Das Glas mit Wasser muss ebenfalls in die Hand gegeben. Medikamentengabe

Zeitfenster	
13:00–14:30	Herr L. legt sich zu Bett. Zum Ausziehen benötigt er vollständige Anleitung.
14:30–15:30	Toilettengang Kaffeetrinken – Er bekommt die Kekse oder Kuchengabel in die Hand, dann isst er allein weiter. Ebenso muss die Kaffeetasse in die Hand gegeben werden. Kaffee ist gesüßt.
15:30–18:00	Herr L. geht weiter im Flur des Wohnbereiches spazieren, dazu nimmt er gerne eine Umhängetasche mit, die er durchsucht. Sein Gesichtsausdruck ist dabei interessiert. Wenn er mit den Worten bestätigt, wird: »Sie sind sehr fleißig Herr L.« Lächelt er. Nach Möglichkeit geht er am Nachmittag spazieren. Bevorzugte Themen siehe Vormittag.
18:00–19:00	Abendessen – Abendessen muss vorbereitet werden, Herr L. isst alles gerne, bevorzugt Süßes. Das Brot bekommt er in die Hand gereicht, er isst dann allein weiter. Auch ist er gern Würstchen aus der Hand. Der Becher mit Tee, gesüßt muss ebenfalls in die Hand gegeben. Medikamentengabe Toilettengang
19:00–20:00	Herr L. geht abends noch seine Runde, erst dann lässt er sich für die Nacht versorgen.
20:00–21:00	Toilettengang Am Waschbecken braucht er kleinschrittige Anweisungen, was zu tun, je nach Tagesform müssen einzelne Schritte übernommen werden. Erst Mundpflege, dann restliche Versorgung. Medikamentengabe
21:00–08:00	Nächtliche Kontrollgänge

16.11 SIS® für Frau Renate V.

Lesen Sie bitte vorher das Kapitel Strukturmodell (▶ Kap. 2.2) durch. Schauen Sie sich bitte nochmals das Ausgangsgespräch (▶ Kap. 16.2) an. Bevor Sie sich die beispielhafte SIS® und den Maßnahmenplan anschauen, füllen Sie erst selbst die SIS®[49] aus und erstellen einen exemplarischen Maßnahmenplan.

Info
Die im Folgenden ausgefüllten Themenfelder und der Maßnahmenplan dienen der Orientierung und nicht zur direkten Übernahme. Jeder Bewohner ist individuell und verdient seine individuelle Planung.

Im Folgenden finden Sie in den Themenfeldern die Dreiteilung PB (Pflegebedürftige), PFE (Pflegefachliche Einschätzung) und VP (Verständigung). Diese Abgrenzung dient dem Verständnis, Sie müssen dies nicht in diesen Grundstrukturen getrennt erfassen. Das Grundprinzip sollte jedoch aufrechterhalten bleiben: **Was sagt der Pflegebedürftige, was schätzen Sie fachlich ein und worauf verständigen Sie sich? Das sollte in den Themenfeldern stehen. Unter VP steht, was Sie mit der zu versorgenden Person vereinbart haben.**

Es sei denn, Sie können mit dem Bewohner, Angehörigen/Betreuer kein Gespräch führen. Dann findet sich in der SIS® ausschließlich Ihre fachliche Einschätzung wieder.

---

[49] https://www.ein-step.de/schulungsunterlagen/schulungsunterlagen/

Tab. 35: SIS® für Frau Renate V.

Was bewegt Sie im Augenblick? Was brauchen Sie? Was können wir für Sie tun?

Frau V. kommt direkt aus dem Krankenhaus mit Liegendtransport. Sie ist allein ohne Begleitung. Die einzige Tochter lebt in London und hat alles von dort aus geregelt. Sie kommt erst in sechs Wochen in die Einrichtung.

Themenfeld 1 – kognitive und kommunikative Fähigkeiten

Frau V. ist demenziell erkrankt und kann verbal nicht mehr kommunizieren. Ihre Mimik ist angespannt, ihre Augen sind die meiste Zeit geschlossen. Sie ist kognitiv nicht in der Lage, Bereiche des Lebens zu erkennen oder zu steuern. Zurzeit ist ihre Kommunikationsmöglichkeit nur über das Anspannen der mimischen Muskulatur möglich. Bei Geräuschen oder Berührungen spannt sich die Muskulatur an.

Themenfeld 2 – Mobilität und Beweglichkeit

Frau V. ist vollständig bettlägerig und kann nur max. bis zu zwei Stunden in einem Liegesessel mobilisiert werden. Im Bett muss sie komplett positioniert werden, dazu werden Gleitmatten eingesetzt.

Dekubitusprophylaxe – Positionierung stündlich, Fersen komplett frei lagern

Kontrakturenprophylaxe – Bewegen aller Gelenke bei der körpernahen Versorgung und beim Positionieren

Themenfeld 3 – krankheitsbezogene Anforderungen und Belastungen

Frau V. hat einen Dekubitus Kategorie 3 an der rechten Ferse, Wundmanagement

Medikamentenmanagement über die PEG

Schmerzmanagement

Pneumonie- und Thromboseprophylaxe

Themenfeld 4 – Selbstversorgung

Die körpernahe Versorgung findet im Bett statt, Frau V. kann sich an Aktivitäten nicht beteiligen. Das An- und Auskleiden muss ebenfalls komplett übernommen werden. Frau V. hat keine Prothese.

Sie wird über eine PEG versorgt. Darm- und Harninkontinent (abhängig kompensierte Inkontinenz).

Soor- und Parotitisprophylaxe

Themenfeld 5 – Leben in sozialen Beziehungen

Die einzige Tochter lebt in London und hat alles von dort geregelt. Frau V. ist nicht in der Lage, am sozialen Leben teilzunehmen.

Frau V. bekommt Einzelbetreuung: Vorlesen, basale Stimulation, Musik

Themenfeld 6 – Wohnen/Häuslichkeit
Es bestehen keine Informationen dazu.
Erste fachliche Einschätzung der für die Pflege und Betreuung relevanten Risiken und Phänomene (Matrix)
Die SIS® endet mit der Matrix, die hier außer Acht gelassen wurde. Überlegen Sie sich bitte trotzdem, welche pflegerelevanten Risiken Frau S. hat.

Weitere Handlungen und Dokumentation
- SIS®-Gespräch mit der Tochter ergänzen
- Wundprotokoll
- Schmerzprotokoll

17 Medikamente

Sie kennen den Spruch: »Fragen Sie Ihren Arzt oder Apotheker!« Er ist auch hier zutreffend. Nehmen Sie bitte immer Rücksprache, Sie sind oft nur noch die einzige Lobby, die der Bewohner hat. Wenn Sie nicht »hinschauen«, wer dann? Schauen Sie sich unbedingt die Priscus-Liste (https://www.priscus2-0.de/) an.
Bitte achten Sie besonders auf Bewohner, die aus dem Krankenhaus zu Ihnen kommen. Aus dem Krankenhaus zu kommen, bedeutet oft eine Akutmedikation zu bekommen. Achten Sie darauf, dass die Anordnung vom weiter behandelnden Arzt geprüft wird, ggf. reduziert bzw. bei Psychopharmaka beibehalten werden. Wenn der erkrankte Bewohner sich stabil fühlt, sollten die Medikamente nicht einfach abgesetzt oder reduziert werden.

> **Wichtig**
>
> Achten Sie auf die Medikamenteneinnahme und auf eine fachgerechte Gabe der Medikamente.

Gleichzeitige Einnahme anderer Medikamente und/oder Begleiterkrankungen sind zu berücksichtigen. Ebenso das Alter. Die für ein Medikament angeordnete mg-Zahl für einen 20-Jährigen sind anders wirksame als bei einem 80-Jährigen.

Psychopharmaka sind Substanzen, die direkt im zentralen Nervensystem wirken. Im Folgenden finden Sie eine kurze Übersicht der fünf Psychopharmaklassen:

1. Antipsychotika (Neuroleptika),
2. Antidepressiva,
3. Hypnotika/Tranquilizer,
4. Antidepressiva und
5. Phasenpräparate.

17.1 Antipsychotika (Neuroleptika)

Sie wirken spezifisch bei Symptomen psychotischer Störungen, beispielhaft Psychosen aus dem schizophrenen Formenkreis. So wirken hochpotente Neuroleptika primär antipsychotisch. Zur Erinnerung, das sind die plus Symptome der Schizophrenie. Je niedriger die Potenz wird, umso mehr wirken Neuroleptika sedierend.

Tab. 37: Antipsychotika

Klasse	Wirkstoff (Handelsname)
Hochpotente Neuroleptika	• Beperidol (Glianimon®) • Bromperidol (Impromen®) • Flupentixol (Fluanxol®) • Haloperidol (Haldol®) • Perphenazin (Decentan®)
Mittelpotente Neuroleptika	• Perazin (Taxilan®) • Sulpirid (Dogmatil®) • Zuclopentixol (Ciatyl®)
Niederpotente Neuroleptika	• Levomepromazin (Neurocil®) • Melperon (Eunerpan®) • Pipamperon (Dipiperon®) • Prothipendyl (Domina®)
A-Typische Neuroleptika	• Clozapin (Leponex®) • Aripiprazol (Abilify®) • Amisulprid (Solian®) • Ziprasidon (Zeldox®) • Olanzapin (Zyprexa®) • Quetiapin (Seroquel®) • Risperidon (Risperdal®)
Depotneuroleptika	• Flupentixol (Fluanxol®) • Risperidon (Risperdal Costa®) • Paliperidon (Xeplion®) • Haloperidol (Haldol®) • Fluphenazin (Lyogen®) • Olanzapin (ZypAdhera®)

Unterschieden werden klassische (typische) Antipsychotika von neueren (a-typischen) Antipsychotika. Neuroleptika beeinflussen den Dopaminstoffwechsel. Sie erinnern sich an die multifaktoriellen Faktoren der Genese der Schizophrenie (▶ Kap. 7.3), zu denen ein erhöhter Dopaminspiegel gehört. Einfach ausgedrückt soll dieser Spiegel reduziert werden.

Dopamin hat viele Funktionen, dazu gehören die Steigerung der Wahrnehmungsfähigkeit, Veränderungen der Stimmung sowie der Reizweiterleitung der Befehle an die Muskulatur. Wenn also der »Auftrag« der Antipsychotika darin besteht, Dopamin zu reduzieren, wird es selten eine optimale Konzentration sein. Ist der Dopaminspiegel zu niedrig, können Sie beim Bewohner Symptome beobachten, die Sie sonst von Menschen mit einem Parkinson-Syndrom kennen. Durch die Reduktion des Dopaminspiegels tritt das sog. Parkinsonoid auf, ein medikamenteninduziertes Parkinson-Syndrom.

Zu den auftretenden Bewegungsstörungen zählen Blick- und Schlundkrämpfe sowie Sitzunruhe. Der Bewohner ist wie getrieben unterwegs, kaum sitzt er, steht er schon wieder auf. Er läuft und läuft und läuft, bis zur Erschöpfung. Akute Bewegungsstörungen (Dyskinesien) treten sehr schnell auf und können medikamentös beeinflusst werden. Sogenannte Spätdyskinesien treten oft sehr viel später auf und sind dann nicht mehr reversibel, das sind etwa Zittern der Hände oder Schmatzbewegungen.

Diese unerwünschten Wirkungen sind primär bei den klassischen, vor allem hochpotenten Neuroleptika zu finden. Die Bezeichnung A-typische Neuroleptika resultieren daher, dass diese Medikamentengruppe eben nicht diese typischen Nebenwirkungen verursachen.

Jedoch gibt es auch dabei Nebenwirkungen, dazu gehört beispielhaft eine enorme Gewichtszunahme.

Achten Sie auf die Einnahme der Medikamente, bei den unerwünschten Nebenwirkungen ist es verständlich, dass die Einnahme verweigert wird oder die Tabletten ausgespuckt und versteckt werden. Nehmen Erkrankte die notwendigen Medikamente nicht, kann es zu akuten Symptomen kommen.

17.2 Antidepressiva

Antidepressiva machen genau wie Antipsychotika nicht abhängig. Sie werden unabhängig der Ursachen der Depression. Sie wirken stimmungsaufhellend und antriebsteigernd. Wichtig zu berücksichtigen ist, dass es vorkommen kann, dass der Antrieb gesteigert wird, jedoch die Stimmung noch nicht.

> **Wichtig**
>
> Wenn der Antrieb wieder kommt, jedoch die Stimmung noch tief ist, hat der Bewohner die Kraft sich zu töten!

Tab. 38: Antidepressiva

Klasse	Wirkstoff – Handelsname
Trizyklische Antidepressiva	• Imipramin® • Amtriptylin (Saroten)® • Nortriptylin® • Doxepin (Aponal)® • Clopipramin®
Tetrazyklische Antidepressiva	• Maprotilin® • Mianserin (Tolvin)®
Monoaminoxidase-Hemmer	• Tranylcypromin® • Moclobemid®
Selektive Serotonin Wiederaufnahmehemmer	• Fluoxetin® • Paroxetin® • Fluvoxamin® • Citalopram® • Escitalopram® • Sertralin®
Selektive Serotonin- und Noradrenalin Wiederaufnahmehemmer	• Venlafaxin® • Duloxetin® • Milnacipran®
Selektive Noradrenalin und Dopamin Wiederaufnahmehemmer	• Bupropion®

Klasse	Wirkstoff – Handelsname
Alpha-Antagonisten	• Mirtazapin®
Substanzen mit Wirkmechanismus	• Agomelatin® • Tianeptin® • Trazodon® • Trimipramin (Stangyl)® • Vortioxetin®

Je nach Klasse der Antidepressiva kann es teilweise Wochen dauern, bis die Hauptwirkung eintritt. Leider sind die unerwünschten Wirkungen (Nebenwirkungen) treten oft sehr schnell ein. Bewohner, die Antidepressiva bekommen, sollten regelmäßig Herz-, Kreislaufkontrollen haben. Antidepressiva können blutdrucksenkend wirken, es kommt zur Appetitsteigerung, oft zu Mundtrockenheit oder Akkommodationsstörungen des Auges.

> *Wichtig*
>
> Bei der Gabe von Psychopharmaka, besonders bei Antidepressiva kann es in den ersten Wochen zu den Akkommodationsstörungen (unscharfes Sehen) kommen. Beachten Sie bitte, dass sich die Nebenwirkung wieder legen. Zum einen ist der Bewohner sturzgefährdet zum anderen bitte nicht sofort eine neue Brille kaufen.

17.3 Hypnotika/Tranquilizer

Hypnotika (Schlafstörungen), Tranquilizer (Beruhigungsmittel) und Anxiolytika (angstlösende Medikamente) gehören zu den Benzodiazepinen und haben ein hohes suchtpotenzial.

Sie wirken vorwiegend emotional harmonisierend, beruhigend, entspannend sowie angstlösend.

Tab. 39: Hypnotika/Tranquilizer

Wirkstoff	Handelsname
Diazepam	Valium®
Bromazepam	Lexotanil®
Dikaliumchlorazepat	Tranxilium®
Oxazepam	Adumbran®

17.4 Antidementiva

Antidementiva wirken primär symptomatisch und können den Verlauf wenig beeinflussen. Die Gruppe der Acetylcholinesterase-Hemmer wirken primär bei den leichten und mittelgradigen Demenzen. Acetylcholin ist ein Botenstoff, der für Gedächtnis- und Lernfähigkeiten verantwortlich ist und bei der Alzheimer-Form reduziert ist.

Die Gruppe der Glutamat-Modulartoren wirken bei schweren Verläufen, dieser Wirkstoff reguliert den Glutamat-Stoffwechsel. Nootropika werden in ihrer Wirkung kontrovers diskutiert.

Tab. 40: Antidementiva

Klasse	Wirkstoff – Handelsname
Acetylcholinesterase-Hemmer	• Donepezil® • Galantamin® • Rivastigmin®
Glutamat-Modulator	• Memantin®
Nootropika	• Ginkgo biloba®

Antidementiva müssen über längere Zeiträume verabreicht werden (mindestens 24 Wochen[50]) und sollten nicht die einzige Therapie sein. Wichtig sind wertschätzende Interventionen, ein wohlwollendes Milieu und körperliche Aktivitäten.

17.5 Phasenpräparate

Wie der Name sagt, werden diese Präparate zur Behandlung zwischen den Phasen, bzw. zur Stabilisierung, um die nächste Phase zu verhindern eingesetzt, also bei bipolaren oder schizoaffektiven Störungen eingesetzt. Zum Einsatz kommen Lithiumpräparate oder Antikonvulsiva (Antiepileptika).

17.6 Medikamentengabe – auch eine ethische Frage

Menschen mit psychiatrischen Erkrankungen brauchen über lange Zeiträume bis teilweise lebenslang Medikamente. Meistens wirken Sie primär symptomatisch und wenig Ursachenbezogen. Oft ist die medikamentöse Therapie die einzige Möglichkeit einen Zugang für weitere, zusätzliche Therapie zu schaffen.

Medikamente gegen den Willen eines Erkrankten zu verabreichen oder einfach in Lebensmittel zu »verstecken« ist eine Straftat. Sie werden sehr oft die Erfahrung gemacht haben, dass Ihre Bewohner Medikamente verweigern oder nicht mehr schlucken können.

Vielleicht gibt es Alternativen zu den Darreichungsformen oder -möglichkeiten? Wie beim Krankheitsbild der Schizophrenie beschrieben, besteht die Möglichkeit Depotmedikamente intramuskulär zu injizieren.

---

[50] Vgl. Falkai 2022

Tipp

Es kann hilfreich sein, den Bewohner zu einem späteren Zeitpunkt noch einmal zu fragen. Eruieren Sie, woher die Ablehnung kommt. Sind es Ängste die dazu führen? Vielleicht möchte der Bewohner einbezogen werden. Entnehmen Sie ggf. mit dem Bewohner gemeinsam die Medikamente aus der Verpackung.

Stellen Sie Medikamente bei psychisch Erkrankten nicht ohne Aufsicht auf den Tisch, achten Sie auf die Einnahme. Achten Sie darauf, wenn mehrere Bewohner im Raum sind darauf, dass die Medikamente aller Bewohner nicht ohne Aufsicht auf den Tischen stehen, sie werden schnell vertauscht. Besprechen Sie mit den Ärzten die Gabe sowie die Dosierungen.

Bei jahrelanger Gabe kann dieselbe Dosis eine andere (schwächere oder stärkere) Wirkung zeigen.

Wichtig

Keine Medikamentengabe mit Grapefruitsaft! Die Grapefruit kann die Wirkung von Psychopharmaka um bis zu 70 % steigern!

Ebenso sollten Sie Medikamente nicht mit Milch oder anderen Substanzen mit hohen Kalziumanteil verabreichen.

17.7 Arzneimittelformen

Müssen es immer Tabletten sein? Manchmal sind flüssige Formen einfacher zu nehmen. Viele Wirkstoffe gibt es mittlerweile als Pflaster. Zäpfchen werden in der täglichen Praxis immer weniger eingesetzt.

Berücksichtigen Sie weiterhin die Wirkdauer der unterschiedlichen Formen.
- Flüssige Arzneiformen
  - Lösungen, Suspensionen, Emulsionen
- Feste Arzneiformen
  - Pulver, Tabletten, Kapseln
- Arzneimittel zur kutanen Anwendung
  - Salben, Cremes, Gele, Pasten, Transdermale therapeutische Systeme
- Arzneimittel für die Mundhöhle
  - Spül- und Gurgellösungen
  - Sublingual- und Bukkaltabletten
  - Zerbeißkapseln und Mundhöhlensprays
  - Mundsalben
- Arzneimittel zur rektalen und vaginalen Anwendung
  - Suppositorien (Zäpfchen)
  - Mikroklistiere
  - Rektalkapseln
  - Vaginalkugeln, -kapseln, oder -tabletten
- Arzneimittel zur Inhalation
  - Aerosole
- Sonstiges
  - Auge, Ohr, Nase

17.8 Medikamentenversorgung per PEG

Klären Sie vorab, welche Medikamente überhaupt gemörsert oder aufgelöst werden dürfen. Jedes Medikament wird einzeln verabreicht, vor und nach der Gabe wird die Sonde mit 30 ml Wasser gespült.

> **Wichtig**
>
> Jedes Medikament **MUSS** einzeln gemörsert werden! Mörsern Sie **NIE** zwei oder mehrere Medikamente zugleich! Sie riskieren damit eine neue/andere chemische Reaktion!

18 Herausforderndes Verhalten

Was ist herausforderndes Verhalten und für wen ist was herausfordernd? Oft gibt es verschiedene Perspektiven und Sichtweisen. Kennen Sie von Loriot die Szene »Ich will hier nur sitzen«. https://www.youtube.com/watch?v=Iuobpte4ndQ) Dort sitzt Hermann und möchte nur in Ruhe sitzen, seine Frau, die beschäftigt in der Küche hin und her läuft. Da sie meint, ihr Mann hätte jetzt endlich mal Zeit etwas zu tun, bietet sie ihrem Mann verschiedene Aktivitäten an, Zeitung lesen, spazieren gehen. Nur er möchte nur »hier sitzen«. Schauen Sie sich die Szene an und stellen sich die Frage, wenn Sie Herrmann fragen könnten und wenn Sie seine Frau fragen könnten, wie sie das gerade empfunden haben. Was würde sie antworten? Und wer hätte Recht? Beide, aus ihrer eigenen Perspektive.

Wie sieht und empfindet ihr Gegenüber eine Situation?

Sie haben auf den vergangenen Seiten viele psychiatrische Krankheitsbilder kennengelernt und es sind immer noch nicht alle. Menschen, die eine veränderte Wahrnehmung der Welt haben, reagieren anders auf die Welt.

Was wird als herausforderndes Verhalten empfunden?

Erhöhter Bewegungsdrang
- Bewohner laufen und laufen. Es könnte sich, wie im Kapitel Medikamente beschrieben, um eine Nebenwirkung von Neuroleptika handeln
    - Maßnahme: Überprüfung der Medikamente durch den Facharzt

- Es könnten imperative Stimmen sein, die das Laufen befehlen und er Bewohner kann sich nicht dagegen wehren.
  – Maßnahmen:
    – Stimmenbarometer mit dem Bewohner besprechen
    – Medikamentenprüfung: werden die Medikamente genommen? Dosierung durch den Facharzt prüfen
- Es könnten biografische, personenbedingte Gründe sein
  – Maßnahmen:
    – Gibt berufliche Erklärungen (Postbote) oder Hobbies (wandern), die das Verhalten erklären
    – Wenn der Bewohner dadurch wenig isst, obwohl er durch die Bewegung so viel verbraucht, können Sie ihm ggf. etwas in die Hand geben. Ein Butterbrot, eine Banane oder ähnliches.
    – Bestätigen Sie sein Verhalten durch Fleiß und geben sie ihm die Erlaubnis eine Pause zu machen. »Herr XY wer so fleißig unterwegs ist, hat auch jetzt eine Pause verdient. Was halten Sie von einer guten kräftigen Mahlzeit (oder, oder)?«

Lautes Rufen
- Bewohner liegen im Bett oder Sitzen im Sessel und rufen »hallo, hallo, hallo« und/oder »na, na, na, na.....« und/oder einen bestimmten Namen oder nach der Mama oder weiteres

 Übung

Wechseln Sie die Perspektive
1. Stellen Sie sich bitte Folgendes vor:
   Dort, wo Sie jetzt sitzen oder liegen, bleiben Sie für die nächsten Stunden, Tage, Wochen ... Sie können sich nicht selbstständig von dort wegbewegen. Entweder sind Sie darauf angewiesen, dass jemand Sie in eine andere Richtung legt oder Sie mit Ihrem Stuhl woanders hinfährt. Sie sehen also immer und immer wieder dieselbe Decke, dieselbe Wand rechts und links. Ab und zu passiert etwas und dann sind Sie sich wieder selbst überlassen.

2. Frage: Was ist das Gegenteil von Liebe? Viele antworten Hass, aber das ist es nicht. Denn wenn Sie jemanden hassen, dann ist derjenige noch präsent. Das Gegenteil von Liebe ist Gleichgültigkeit: Sie sitzen immer wieder mit anderen in einem Raum. Sie beobachten die anderen Menschen, die Kontakte haben, Besuch bekommen, angesprochen werden. Nur Sie nicht! Wie geht es Ihnen dabei? Leider haben Sie nie gelernt, Ihre Bedürfnisse zu erkennen oder auszusprechen. Was ist also Ihre Reaktion? Sie fangen an zu rufen, denn irgendwie wollen Sie eine Reaktion erreichen, gesehen werden.

- Maßnahmen:
  - Jeder Mensch hat für sein Verhalten einen Grund, er ist nicht immer im Außen zu erkennen, manchmal weiß es der Betroffene selbst nicht. Menschen möchten gesehen werden, sie möchten wahrgenommen werden, sie brauchen Nähe. Sie können jedoch nicht 24 Stunden bei jedem Bewohner sein. Setzen Sie Sie Elemente der basalen Stimulation ein.
    · Ein Tuch über die Schuler legen.
    · Ein Tuch über die Oberschenkel legen.
    · Eine Handpuppe oder kleines Kissen in den Arm legen.
- Wenn ein Mensch mit einer Demenz nach Mama, Papa oder nach seinem Zuhause ruft, kann dies auch symbolhaft zu verstehen sein.

 Übung

Die Symbolkraft der Sprache
Wofür steht symbolhaft die Mutter? Für Liebe, für Geborgenheit, für Nähe – »Wenn es so richtig kneift, muss Mama her!«
Wofür steht symbolhaft der Papa? Für Stärke, Schutz, Macht! Wenn einem früher jemand auf dem Spielplatz die Förmchen wegnehmen wollte, wurde nach dem Papa gerufen (oder großen Bruder). Denn Papa sagte so etwas wie: »Mit meiner Tochter machst du das nicht.«
Wofür steht die Wohnung/das Haus? Für Sicherheit, Geborgenheit, Schutz, da kennen Sie sich aus.

Wenn sich ein demenziell erkrankter Mensch Liebe und Geborgenheit wünscht, dies jedoch nicht mehr ausdrücken kann, kann es sein, dass der Mensch symbolhaft nach seiner Mama ruft.

Wahn, Halluzinationen
Lesen Sie dazu bitte das Kapitel Psychosen (▶ Kap. 7) aus dem schizophrenen Formenkreis

Pflegeverweigerung
Es gibt immer wieder Bewohner die, die körpernahe Pflege verweigern. Dafür gibt es viele Gründe. An erster Stelle steht wohl die Scham.

 Übung

Wechseln Sie die Perspektive
Stellen Sie sich vor: Sie sind über 80 Jahre, in einer Generation aufgewachsen, in der Nacktheit tabu war. Jetzt steht ein junger Mensch vor Ihnen, ggf. sogar vom anderen Geschlecht, und wird Sie nackt sehen und berühren. Wie fühlen Sie sich?

- Maßnahmen:
  - Geben Sie den Menschen die Chance anzukommen und zu verstehen. Falls Sie keine weiße Dienstkleidung mehr tragen, ziehen Sie sich bei Menschen mit einer Demenz, etwas Weißes an. Weiß ist das Erkennungsmerkmal für Pflege und der Erkrankte lässt dadurch Nähe anders zu.
  - Geben Sie den Bewohner die Möglichkeit ggf. in Unterwäsche oder Badekleidung zu duschen. Nasse Kleidung wird dann sowieso ausgezogen und wenn Sie den Erkrankten ein Handtuch umlegen, steigen die Chancen.
  - Achten Sie auf das Wort Duschen. In der Generation bedeutet vor Jahren (Nationalsozialismus) das Duschen der sichere Tod. Das musste damals jeder. Die Menschen sollten sich ausziehen, duschen gehen und wurden dann vergast. Achten Sie daher darauf, ob Ihr Bewohner bei dem Wort Duschen mit Angst reagiert.

Nahrungsverweigerung
Mag der Bewohner einfach das Essen nicht? Verkennt er es? Ist es appetitlich? Appetit, die Lust auf Essen beginnt bereits beim Sehen und Riechen. Lassen Sie den Bewohner das Essen riechen, vielleicht regen vorher bereits angenehme Gerüche zum Essen an. Im Rahmen der Beschäftigungsangebote bietet es sich an vor den Mahlzeiten das Thema Essen anzuregen. Reden Sie über Lieblingsgericht, über Rezepte oder weiteres. Was würde geschehen, wenn wir uns jetzt über leckere Gerichte unterhalten? Sie bekommen Appetit.

Hat der Bewohner einen Vergiftungswahn? bereiten Sie dann mit ihm gemeinsam etwas zu. Nehmen Sie von den Mahlzeiten etwas auf einen separaten Teller/Tasse und probieren essen/trinken Sie ebenfalls etwas.

Einige Menschen mit einer Demenz verlieren ihren Geschmackssinn. Auf der Zunge gibt es vier Geschmacksrichtungen, sauer, süß, bitter, salzig. Viele Erkrankte bevorzugen nur noch Süßes. Das kann, teilweise trotz Übergewicht, zu einer qualitativen Mangelernährung führen.

Eine qualitative Mangelernährung wird oft übersehen, sie ist schwer zu erkennen und erst spät sichtbar. Es zeigen sich Defizite an essenziellen Nährstoffen wie z. B. Proteine, Vitamine, Mineralstoffe und Spurenelemente.

Wenn ein Mensch nur etwas Süßen haben möchte, Sie jedoch diesen Menschen auch andere, wichtige Nährstoffe verabreichen möchten, verbinden Sie beides miteinander.

Um dem Wunsch auf Süßes zu entsprechen und auch andere Lebensmittel »schmackhaft« zu machen, süßen Sie versuchsweise alltägliche Speisen: Salate, Suppen, Gemüse, Kartoffeln, Fleisch und vieles mehr. Bitte jetzt nicht die Nase rümpfen. Es geht nicht um den eigenen Geschmack, sondern was der Bewohner möchte. Sie erreichen damit, dass er auch andere Nahrungsbestandteile zu sich nimmt.

Nächtliche Unruhe
Wieso schläft der Bewohner nicht? Gründe dafür können sein:
- Ängste
  - Geben Sie Sicherheit, durch eine kleine Lichtquelle, bauen Sie ein »Nest«, geben Sie ggf. eine Puppe, Stofftier ins Bett
  - Schauen Sie sich noch einmal im Raum um, im Dämmerlicht, wirkt die Umgebung teilweise anders. Eine Bluse auf einen Kleiderbügel, kann aus der Ferne aussehen, als wenn eine Person am Kleiderschrank stehen würde
- Schmerzen
  - Beobachten Sie die Mimik, den Muskeltonus
- Hunger, Durst, Harndrang
  - es kann auch bei Nicht-Diabetiker zu BZ-Entgleisungen kommen, messen Sie die BZ-Werte
- Medikamente
  - beruhigende Medikamente können aufputschend wirken
- Psychologische Faktoren
  - Unzufriedenheit, Verbitterung
  - Unterforderung, Überforderung,
  - Fehlende Wertschätzung
  - Häufiger Wechsel der Bezugsperson

Milieufaktoren
- Lärm, räumliche Enge
- Ortswechsel
- fremde Menschen oder zu viel Menschen

Um das »herausfordernde Verhalten« zu verstehen benötigen Sie Wissen, zu den beschriebenen Krankheitsbildern, der Biografie eines Menschen, den Migrations- und Kulturhintergrund. Beachten Sie die individuellen Bedürfnisse eines Menschen. Sie zeigen sich in der Regel in seinem Verhalten, sind jedoch nicht immer offensichtlich.

Beispiel »Wenn die Laternen angehen, bis du zu Hause«

Wann mussten die jetzt älteren Bewohnerinnen früher als Mädchen zu Hause sein? Wenn es dunkel wurde: »Wenn die Laternen angehen, bis du zu Hause!« Die innere Uhr hat eine Zeit von 16:00–17:00 Uhr gespeichert. Als die Mädchen Frauen wurden, mussten sie wieder um diese Zeit zu Hause sein, denn nun kamen die Ehemänner nach Hause und das Essen musste auf dem Tisch stehen. So kann es sein, dass manche Bewohnerinnen um diese Uhrzeit »unruhig« werden und sich »beschäftigen«. Wirken Sie dieser Unruhe entgegen, indem Sie ihnen etwas für sie Sinnvolles geben.

Ähnlich ist es bei Männern, sie kamen um diese Uhrzeit von der Arbeit nach Hause. Der Arbeiter zog seine Arbeitssachen aus, der Angestellte seinen Anzug. Das Oberhemd wurde zum Lüften aufgehängt. So kann es sein, dass der ältere Bewohner sich auszieht. »In seiner Welt« möchte er sich jetzt umziehen. Daher ziehen Sie dem älteren Herrn nicht die Sachen wieder an, die er auszieht. Dies würde er wahrscheinlich auch nicht zulassen. Ziehen Sie ihm etwas Anderes, evtl. Freizeitkleidung, an.

19 Praxistipps für Ihren Alltag

19.1 Den Schlaf fördern

Schlafstörungen können aus verschiedenen Gründen auftreten oder auch als Symptom. Viele psychiatrische Krankheitsbilder gehen mit Schlafstörungen einher oder auch mit einer Umkehr des Schlaf-Wach-Rhythmus. Zu der Gruppe nichtorganische Schlafstörungen gehören zum einen Dyssomnien, ein abweichendes Schlafverhalten und die Parasomnien, das sind Störungen, die im Schlaf auftreten.

Es gibt viele Gründe keinen gesunden, erholsamen Schlaf zu finden. Dazu gehören Krankheiten, aber auch viele Umgebungsfaktoren, die einen entscheidenden Einfluss nehmen.

Bedenken Sie dabei, wie viele Stunden am Tag die Bewohner im Bett liegen oder wer gar bettlägerig ist. Hinzu kommen eine fremde Umgebung, nicht bekannte Geräusche, nächtliche Kontrollgänge, unter Umständen mit Versorgung, ein schmales Bett, zu viel oder zu wenig Licht, das Alleinsein, ggf. noch Schmerzen, Nebenwirkungen von Medikamenten, unangenehme Träume bis zu Albträumen und vieles mehr.

> **Wichtig**
>
> Medikamente zur Schlafunterstützung (▶ Kap. 17) sind jedoch nicht die einzige Möglichkeit und haben auch nicht immer eine erwünschte positive Wirkung.

Besprechen Sie, falls möglich, mit den Bewohnern Schlafrituale. Wenn der Bewohner abends pflegerisch versorgt wird, pflegen Sie ihn basal (▶ Kap. 8.4). Das bedeutet, dass der Waschlappen, wie bereits beschrieben, in haarwuchsrichtig geführt wird, ebenso das Handtuch und die Lotion. Zur Erinnerung, das ist unabhängig der Zeit. Die Waschlappenrichtung hat nichts mit Dauer zu tun. Vermeiden Sie mit dem Bewohner aufputschende Getränke und/oder Tätigkeiten.

Kaffee kann jedoch einen paradoxen Effekt haben. Spät am Abend getrunkener Kaffee kann schlaffördernd wirken, ebenso können Tees helfen. Haben Sie die Möglichkeit mit Düften zu arbeiten, können auch diese schlafunterstützend wirken.

Tipp
Viele Tipps zur Förderung eines guten Schlafes finden Sie in dem Buch »Nicht-medikamentöse Interventionen bei Schlafstörungen – Von A wie Aromatherapie bis Z wie Zubettgehen-Rituale« von Ute und Alexander Bogatzki. Es ist bei der Schlüterschen Fachmedien GmbH erschienen.

19.2 Die Sexualität ermöglichen

Sexualität ist etwas sehr Natürliches. Für alle jüngeren Leser: Sexualität hört im Alter nicht auf. Jeder Mensch hat ein Recht auf seine eigene Sexualität. Darf in der stationären Langzeitpflege der ältere Mensch seine Sexualität leben?

Wenn der Mensch geboren wird, bekommt er sehr, sehr viel Berührung. Je älter der Mensch wird, umso weniger findet Berührung statt. Im Alter wird sie noch weniger, bis sie nur noch rein funktional stattfindet. Menschen brauchen Berührung. Sie ist es wichtig, angenehm und lebenserhaltend. Bei positiver Berührung wird Oxytocin, ein Bindungshormon, ausgeschüttet.

Eine nicht gelebte Sexualität kann zu vielen Problemen führen, z. B. depressive Verstimmungen oder Gereiztheit. Erlebte Traumatisierungen wie frühkindliche Übergriffe, oder Vergewaltigungen führen auch im Alter zu Ängsten oder abwehrendem Verhalten bei Versorgungen.

Es gibt Männer, die morgens nach dem Aufstehen eine Erektion haben und sich selbst befriedigen. Sie brauchen dafür ihre Intimsphäre und die Zeit dazu.

Beispiel
Pflege bedeutet: individuell reagieren
Ein Bewohner reagierte wiederkehrend morgens bei der körpernahen Versorgung bei der Intimpflege mal sehr abwehrend und mal völlig problemlos und freundlich.

Beim genauen Betrachten der verschiedenen Situationen war auffällig, dass es verschiedene Zeiten der Versorgung gab. Fand die Versorgung früh statt, vor 09:00, war der Bewohner abwehrend, nach dieser Zeit nicht mehr.

Erst durch genaue Beobachtung konnte erkannt werden, dass der Bewohner morgens vor 09:00 regelmäßig masturbierte. Konnte er dies nicht tun, reagierte er entsprechend.

Nicht nur Männer masturbieren, auch Frauen. Sie sollten dafür sorgen, dass jeder Bewohner eine Intimsphäre haben darf. Für Menschen, die dies noch für sich steuern können, wären beispielsweise Türschilder mit »bitte nicht stören« eine Möglichkeit, um zu signalisieren, dass sie ihre Ruhe haben möchten. Ähnlich den Hinweisschildern, die auch in Hotels zu finden sind.

Die Sexualität ermöglichen

> **Wichtig**
>
> Sexualität im Alter ist immer noch ein Tabuthema, jedoch ein noch größeres Tabuthema ist Homosexualität im Alter. Homosexualität gibt es, seit es Menschen gibt, in der Vergangenheit war es eine Straftat. In Deutschland wurde er im Zuge der Wiedervereinigung der sogenannte § 175 Strafgesetzbuch im März 1994 abgeschafft.
>
> Der Paragraf lautete »*Widernatürliche Unzucht, welche zwischen Personen männlichen Geschlechts oder von Menschen mit Thieren begangen wird, ist mit Gefängniß zu bestrafen; auch kann auf Verlust der bürgerlichen Ehrenrechte erkannt werden.*«[*] Wie viele Menschen mussten Ihre Gefühle unterdrücken und jahrelang gegen ihr eigenes Bedürfnis leben. Wie viel Leid haben die Menschen erlebt?
>
> Wie viele Bewohner leben in unseren Einrichtungen, die einen anderen tiefen sexuellen Wunsch hatten und nicht haben durften. Diese Fragen werden nie beantwortet sein.
>
> [*] Vgl. https://www.bpb.de/kurz-knapp/hintergrund-aktuell/180263/1994-homosexualitaet-nicht-mehr-strafbar/

20 Schlusswort

Nichts ist so beständig wie der Wandel. Veränderungen finden ständig statt, was aber wird benötigt? Sie werden sich jetzt wahrscheinlich mehr Kolleg*innen/Mitarbeiter*innen, mehr Zeit und vieles mehr wünschen. Das würde ich Ihnen auch gern gleich mit diesem Buch liefern. Aber das geht nicht.

Sie haben jedoch auch die Erfahrung gemacht, dass es nicht immer zwingenderweise die Anzahl der Kolleg*innen im Dienst ist, sondern auch, welche Personen im Dienst sind. Definitiv kostet Haltung keine Zeit. Sie haben viel über Krankheitsbilder gelesen, mit denen Sie vielleicht noch nicht so vertraut sind, sowie über mögliche empathische, professionelle Pflege- und Beschäftigungsmaßnahmen.

Was brauchen Sie in der Praxis außer Kolleg*innen und Zeit? Fachliche Kompetenz und wertschätzende Haltung! Diese Voraussetzungen sollten Ihnen natürlich bereits in den Ausbildungen vermittelt werden. *»Ausbildung muss mehr auf die Fähigkeiten, Fertigkeiten und Kenntnisse ausgerichtet werden, die auf dem Arbeitsmarkt benötigt werden.«*[51] Soweit die Theorie. Wie es in der Praxis (noch) aussieht, zeigt das folgende Gespräch. Frau Sch. begann vor vielen Jahren als Pflegehelferin. Heute ist die 53-Jährige Pflegedienstleitung.

---

[51] Vgl. Kriesten U (2021). Praxisanleitung – gesetzeskonform, methodenstark & innovativ. Schlütersche, Hannover.

Im Folgenden finden Sie ein Gespräch mit einer Pflegedienstleitung.

Frau Sch., ich bedanke mich, dass Sie die Zeit gefunden haben, dieses Gespräch zu führen. Können Sie sich den Lesern kurz vorstellen?
Frau Sch.: »Ich bin, so lange ich denken kann, in der Pflege tätig. Wie sagt man so schön? Von der Pike auf! Ich habe als Pflegehelfer angefangen, meine Kollegen haben mich damals immer wieder versucht zu überreden, mein Examen zu machen. Das habe ich ihnen auch einfach gemacht. Jedoch war noch kurz zu überlegen, ob ich die Ausbildung zur Krankenschwester machen oder Altenpflegerin werden wollte. Da ich mit alten Menschen arbeiten wollte, wurde ich Altenpflegerin. Damals konnten wir auch noch die Menschen mit anderen Angeboten begleiten, dafür gibt es heute den Sozialen Dienst und die Beschäftigungsassistenten. Na ja, dann ging es immer weiter, Wohnbereichsleitung und dann Pflegedienstleitung. Das bin ich schon seit vielen Jahren.«

Was hat sich in den letzten Jahren aus Ihrer Sicht verändert?
»Sehr vieles. Teilweise habe ich die ganzen Veränderungen als schleichend empfunden, teilweise als massive Herausforderung. Der ganze Schreibkram, die Dienstpläne, die sich ständig ändern und Mitarbeiter, die sich ständig den Herausforderungen anpassen müssen.«

Was meinen Sie genau?
»Wir versorgen Menschen! Menschen, die uns brauchen, in vielen Bereichen. Dazu müssen wir an einem Strang ziehen und dafür steht uns z. B. die Dokumentation zur Verfügung. Leider halten sich nicht immer alle Mitarbeiter daran. Die verschiedenen Vorgaben und Ideen dazu, wie etwas zu dokumentieren ist, sind nicht immer einfach umzusetzen. Wir werden von verschiedenen Gremien geprüft. Das ist auch in Ordnung, jedoch nicht immer einfach. Schließlich leisten wir gute Arbeit.

Zu den Dienstplänen ist zu sagen, sie ändern sich ständig. Aber das ist das Los einer Leitung.

Die größere Herausforderung liegt bei mir bzw. bei meinen Mitarbeitern im Wandel der Bewohner. Früher kamen die Bewohner zu uns, weil sie alt waren. Heute ziehen die Bewohner erst bei uns ein, wenn die Pflegebedürftigkeit schon sehr voran geschritten ist. Aber zunehmend auch Menschen zum Sterben und Menschen mit psychiatrischen Erkrankungen wie hier beschrieben.«

Wie ist Ihre Erfahrung mit Bewohnern mit diesen Erkrankungen?
»Ehrlich gesagt, sie machen Angst. Das Krankheitsbild der Demenz ist in den Ausbildungen gut vertreten, zumindest das pathologische Wissen. Zur Begegnung und Haltung würde ich mir auch da mehr wünschen. Jedoch fehlt es oft an Wissen zu den psychiatrischen Krankheitsbildern. Ganz besonders aber der Umgang und Verhalten zu den Bewohnern.«

Wie geht es Ihren Mitarbeitern damit?
»Viele haben Angst oder sind überfordert. Sie brauchen Wissen und müssen Erfahrungen sammeln. Definitiv müssen sie sich diesen Menschen stellen. Das wird zukünftig immer mehr unsere Arbeit.«

Was wünschen Sie sich?
»Außer mehr Mitarbeitern? Mehr Wissen zu den Themen, eine offene und wertschätzende Haltung und ein gutes, fachliches Miteinander.«

Literatur

Bogatzki A, Bogatzki U (2021): Nicht-medikamentöse Interventionen bei Schlafstörungen. Schlütersche, Hannover.
Buchholz T (2009): Basale Stimulation® in der Pflege alter Menschen. Hans Huber, Bern.
Deininger-Schädle H (1997): Praktische psychiatrische Pflege. Psychiatrie Verlag, Bonn.
Dilling H (2014): Internationale Klassifikation psychischer Störungen. Hans Huber, Bern.
DNQP (2014): Expertenstandard Förderung der Harnkontinenz in der Pflege. Osnabrück.
DNQP (2015): Expertenstandard Pflege von Menschen mit chronischen Wunden. Osnabrück.
DNQP (2017): Expertenstandard Ernährungsmanagement zur Sicherung und Förderung der oralen Ernährung in der Pflege. Osnabrück.
DNQP (2020): Expertenstandard Schmerzmanagement in der Pflege. Osnabrück.
Falkai P, Laux G et al. (2021): Psychiatrie, Psychosomatik und Psychotherapie. Thieme, Stuttgart.
GKV (2021): Richtlinien des GKV-Spitzenverbandes zur Feststellung der Pflegebedürftigkeit. Essen, Berlin.
Graefe KH (2016): Pharmakologie und Toxikologie. Thieme, Stuttgart
Hametner I (2018): 100 Fragen zum Umgang mit Menschen mit Demenz. Schlütersche. Hannover.
Hametner I (2020): Demenz, Delir, Depression. Schlütersche, Hannover
Hindrichs S (2017): Kognition/Kommunikation und Verhaltensweisen. Vincentz, Hannover.
Hindrichs S (2020): Expertenstandards to go. Vincentz, Hannover.
Kreismann J (2000): Ich hasse dich – verlaß mich nicht. Kösel, Kempten.
Kriesten U (2021). Praxisanleitung – gesetzeskonform, methodenstark & innovativ. Schlütersche, Hannover.
Krohwinkel M (2007): Rehabilitierende Prozesspflege am Beispiel von Apoplexiekranken. Hans Huber, Bern.
Krohwinkel M (2013). Fördernde Prozesspflege mit integrierten ABEDLs. Hans Huber, Bern.

Lieb K (2019): Intensivkurs: Psychiatrie und Psychotherapie. Elsevier, München

MDS (o. J.): Das neue Begutachtungsinstrument der sozialen Pflegeversicherung. Die Selbständigkeit als Maß der Pflegebedürftigkeit. MDS, Essen.

Möller HJ (2015): Psychiatrie, Psychosomatik und Psychotherapie. Thieme, Stuttgart.

Marriner-Tomey A (1992): Pflegetheoretikerinnen und ihr Werk. Recom, Basel.

MDS & GKV (2016): Richtlinien des GKV-Spitzenverbandes zur Feststellung der Pflegebedürftigkeit. Essen.

MDS (2017): Richtlinien des GKV-Spitzenverbandes zur Feststellung der Pflegebedürftigkeit nach dem XI. Buch des Sozialgesetzbuches. Essen.

Stöcker M (2019): Ein Instrument ist so gut wie der Mensch, der es spielt. Das gilt auch für die SIS®. QM-Praxis in der Pflege, 01/02 2019, S. 22–25.

Stöcker M (2021a): Pflege mit dem Strukturmodell. Wiley-Vch, Weinheim.

Stöcker M (2021b): Praxislehrbuch Heilpraktiker für Psychotherapie. Haug/Thieme, Stuttgart.

Stöcker M (2022a): Der Anti-Stress Ratgeber für Pflege- und Betreuungskräfte. Schlütersche, Hannover.

Stöcker M (2022b): Würde und Professionalität. Vincentz, Hannover.

Thieme (2015): Pflege I care. Thieme, Stuttgart.

Wallesch CW, Förstl H (2017): Demenzen. Thieme, Stuttgart.

Windangel H (2022): Krankheitsbild Multiple Sklerose. CNE.fortbildung 01/2022, S. 2–16.

Wipp M, Stöcker M (2021). Das pflegerische Fachgespräch. Hannover: Schlütersche.

Register

ABEDL®-Strukturmodell 17
Abhängige Persönlichkeits-
  störungen 171
Abhängigkeit 144, 148
Abhängigkeiten
– stoffgebundene 145
Abhängigkeitserkrankungen 144
– Pflege und Beschäftigung 157
Abusus 144
Abwehr von Risiken und
  Gefährdungen 37
Agitierte Depression 92
Agoraphobie 114
Akrophobie 114
Aktivitäten des Lebens 18
Akute Belastungsreaktion 195
Alkoholabhängigkeit 149
Alkoholentzugssyndrom 152
Alkoholhalluzinose 154
Altersdepression 91
Alzheimer-Demenz 216
Amphetamine 156
Anankastische Depression 91
Anankastische Persönlichkeits-
  störungen 171
Ängstliche Persönlichkeits-
  störungen 171
Angstneurose 113
Angststörung
– Pflege und Beschäftigung 118
– Symptome 115
Angststörungen 109
Anorexia nervosa 132

Anpassungsstörung 196
Antidementiva 239
Antidepressiva 237
Antipsychotika 235
Arachnophobie 114
Arzneimittelformen 241
Aussage
– des Pflegebedürftigen 21
Begutachtungsinstrument 23
Belastungsstörungen 192
– Pflege und Beschäftigung 197
Bericht 19, 22
Berichteblatt 22
Bewältigung von und selbst-
  ständiger Umgang mit krank-
  heits- oder therapiebedingten
  Anforderungen und Belas-
  tungen 30
Bewegungsdrang 96
– erhöhter 243
Big-five-Modell 166
Binge-Eating 132
Biografieorientierte Unter-
  stützung 37
BMI 127
Borderline-Störung 170
Bradykinese 118
Bulimia nervosa 132, 133

Cannabinoide 155
Crack 156
Craving 144, 148

Register

Delirium tremens 152
Demenz 211
– Formen 215
– Pflege und Beschäftigung 220
Depression
– Pflege und Beschäftigung 97
– postschizoprhene 65
– Symptome 92
– Ursachen 90
Designerdrogen 156
Disposition
– genetische 63
Dissoziale Persönlichkeitsstörung 170
Dokumentation
– tatsachengerechte 24
Dokumentationssysteme 13
Dopamin-Spiegel 63
Down-Syndrom 206
Drogenabhängigkeit 155

Eifersuchtswahn
– alkoholischer 154
Einhaltung Hilfsmittelversorgung 37
Einhaltung von Hygieneanforderungen 37
Einschätzung
– pflegefachliche 21
Emotionale instabile Persönlichkeitsstörung 170
Erschöpfungsdepression 91
Essstörungen 127
– Pflege und Beschäftigung 135
Evaluation 19, 22

Existenzangst 113
Existenzielle Erfahrungen 18

Fähigkeiten 15
Flashback 196
Flashbacks 157
Freiheitsentziehende Maßnahmen 36
Frontotemporale Demenz 217

Gehemmte Depression 91
Generalisierte Angststörung 114
Gestaltung des Alltagslebens und soziale Kontakte 31
Gleichgewichtsstörungen 118

Halluzinationen 246
Halluzinogene 157
Herausforderndes Verhalten 243
Histrionische Persönlichkeitsstörung 170
Homosexualität 253
Hypersexualität 97
Hypnotika/Tranquilizer 238
Hypochondrische Störung 182

ICD-10 39, 40
ICD-11 40, 45
Ideenflucht 96
Intelligenzminderungen 203
– Einteilung 204
– Pflege und Beschäftigung 206
Internationale Klassifikation psychischer Störungen in der 10. Version 39

Involution- bzw.
　Spätdepression　91

Klassifikationssysteme　39
Klaustrophobie　114
Klinefelter-Syndrom　206
Kognitive und kommunikative
　Fähigkeiten　27
Kokain　156
Korsakow-Syndrom　154
Krankheitsentstehung
　– multifaktorielle　63

Larvierte Depression　92
Lewy-Körper-Demenz　217

Mangelernährung　128, 247
Manie
　– Symptome　95
Maßnahmenplan　19, 21, 83
Matrix　20
Medikamentengabe　240
Medikamentenversorgung per
　PEG　242
Medikamentöse Therapie　34
Milieufaktoren　248
Mimikresonanz®　220, 223
Mini-Mental-Status-Test　221
Missbrauch　144
Mobilität　26, 33
Multiple Sklerose　134

Nächtliche Versorgung　35
Nahrungsverweigerung　247
Narzisstische Persönlichkeits-
　störung　171
Neuroleptika　63

Opioide　155
Orthorexie　132

Panikstörungen　114
Paranoide Persönlichkeits-
　störung　170
Parkinson-Erkrankung　117
Parkinsonoid　63
Persönlichkeitsstörung
　– multiple　61
　– Symptome　171
Persönlichkeitsstörungen　166
Pflegebedürftigkeit　23
　– Bereiche　23
Pflegegrad　26
Pflegeverweigerung　246
Phase
　– depressive　89
　– manische　95
Phasenpräparate　240
Planung
　– individuelle　21
Posttraumatische Belastungs-
　störung　194
Prozesspflege
　– fördernde　15
Psychosen
　– schizophrener Formen-
　　kreis　57

Qualität
- Leitfragen 32
Qualitätsdefizit 32
Qualitätsindikatoren 37
Qualitätsmanagement
- indikatorengestütztes 32

Rausch
- akuter 151
Realangst 113
Ressourcen 15
Rigor 118
Rufen
- lautes 244

Schizoide Persönlichkeitsstörung 170
Schizophrenia Simplex 66
Schizophrenie 61
- hebephrene 65
- katatone 65
- paranoide 65
- Pflege und Beschäftigung 72
- Symptome 66
- zönästhetische 66
Schlafstörungen 250
Schlafunterstützung 250
Schmerz
- Pflege und Beschäftigung 186
Schmerzmanagement 34
Selbstständigkeit 15
Selbstversorgung 29
Sexualität 251

SIS® 19
- Abhängigkeitserkrankung 161
- Angststörungen 122
- Belastungsstörung 198
- Demenz 226, 231
- Essstörungen 139
- Persönlichkeitsstörung 176
- Psychosen 79
- Somatoforme Störung 187
Somatisierungsstörung 182
- Symptome 184
Somatoforme autonome
  Funktionsstörung 182
Somatoforme Störungen 182
Soziale Beziehungen 18
Soziale Phobien 114
Sprache
- Symbolkraft 245
Störung
- schizoaffektive 86
Störungen
- depressive 85
- manische 85
Strukturierte Informationssammlung 19
Strukturmodell 19
Sucht 144

Tatendrang 96
Tremor 118
Trisomie 21 203

Überleitung bei Krankenhausaufenthalt 36
Unruhe
- nächtliche 248

Unterstützung bei besonderen
  medizinisch-pflegerischen
  Bedarfslagen 34
Unterstützung bei der
  Bewältigung von sonstigen
  therapiebedingten Anforderungen 35
Unterstützung bei der
  Ernährung- und Flüssigkeitsversorgung 33
Unterstützung bei der Gestaltung des Alltagslebens und der
  sozialen Kontakte 35
Unterstützung bei der Körperpflege 34
Unterstützung bei der Tagesstrukturierung, Beschäftigung
  und Kommunikation 35
Unterstützung bei Kontinenzverlust, Kontinenzförderung 33
Unterstützung der versorgten
  Person in der Eingewöhnungsphase nach dem Einzug 36
Unterstützung von versorgten
  Personen mit herausforderndem
  Verhalten und psychischen
  Problemlagen 36

Vaskuläre Demenz 216
Verhaltensweisen und psychische
  Problemlagen 28
Verständigungsprozess 21
Vulnerabilitäts-Stress-
  Modell 64

Wahn 246
Wahnideen 96
Wernicke Enzephalopathie 153
Wohlbefinden 15
Wundversorgung 34

Mehr Gelassenheit für den Pflegealltag

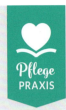

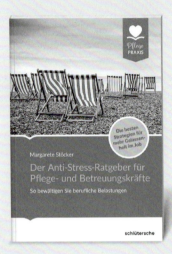

Margarete Stöcker

Der Anti-Stress-Ratgeber für Pflege- und Betreuungskräfte

So bewältigen Sie berufliche Belastungen

160 Seiten, Softcover
ISBN 978-3-8426-0872-6
€ 29,95

Auch als E-Book erhältlich

- Die besten Strategien für mehr Gelassenheit im Job
- Corona hat das Stresserleben in der Pflege- und Betreuung massiv erhöht
- Doch Stress lässt sich gezielt mindern: mit Selbstwirksamkeit
- Die wichtigsten Methoden zur Stressreduktion im Alltag

»Leben Sie eine gesunde Selbstfürsorge – Sie sind es wert.«

Margarete Stöcker

Änderungen vorbehalten.

buecher.schluetersche.de pflegen-online.de